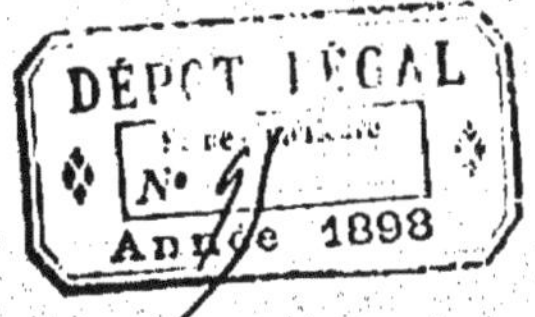

CONTRIBUTION A L'ÉTUDE

DE LA

PARAPLÉGIE SPASMODIQUE FAMILIALE

PAR

Le Dr Maurice LORRAIN

Ancien interne des hôpitaux de Paris

PARIS

G. STEINHEIL, ÉDITEUR

2, RUE CASIMIR-DELAVIGNE, 2

1898

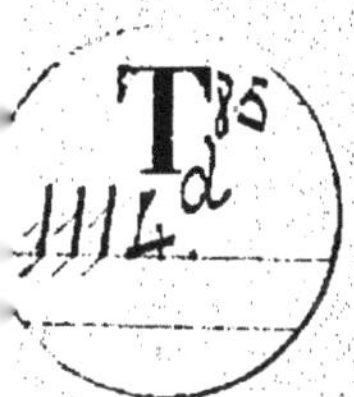

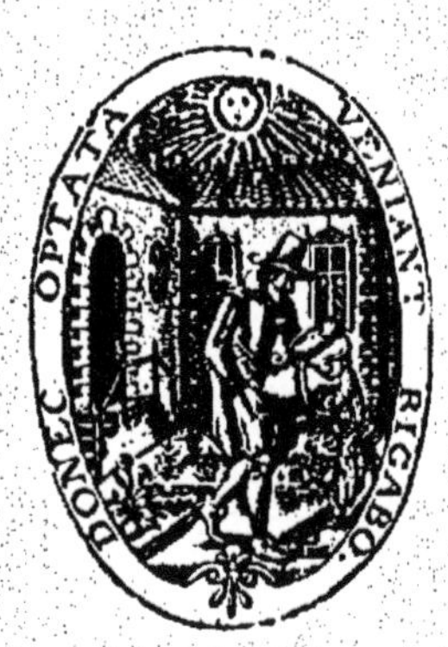

IMPRIMERIE LEMALE ET Cie, HAVRE

CONTRIBUTION A L'ÉTUDE

DE LA

PARAPLÉGIE SPASMODIQUE FAMILIALE

DU MÊME AUTEUR

Des rashs dans la varicelle. *Annales de médecine*, 1894, n° 22.

Méningite à staphylocoques. *Gazette des hôpitaux*, 10 décembre 1895.

Gomme du myocarde. *Bull. Société anatomique*, 22 novembre 1895.

Endothéliome de l'arachnoïde. *Bull. Soc. anatomique*, 22 novembre 1895.

Note sur un cas d'infection pneumococcique à manifestations articulaire et méningée. *Bull. Soc. médicale des hôpitaux*, 24 janvier 1896. (En collaboration avec M. le D‍ʳ FERNET, médecin des hôpitaux.)

Mécanisme du pneumothorax à soupape. *Bull. Société de biologie*, 18 avril 1896.

De l'action du sérum de Marmorek sur les streptocoques des scarlatineux. *Bull. Soc. de biologie*, 13 et 20 février 1897. (En collaboration avec M. le D‍ʳ MÉRY.)

Gangrène pleuro-pulmonaire consécutive à la rougeole. Étude bactériologique. *Bull. Soc. anatomique*, 5 mars 1897. (En collaboration avec M. le D‍ʳ MÉRY.)

Dilatation des bronches. *Bull. Société anatomique*, 5 mars et 9 avril 1897.

Symphyse cardiaque. Tuberculose du péricarde. *Bull. Soc. anatomique*, mai 1897.

IMPRIMERIE LEMALE ET Cⁱᵉ, HAVRE

TRAVAIL DE LA CLINIQUE DES MALADIES DU SYSTÈME NERVEUX
A LA SALPÉTRIÈRE

CONTRIBUTION A L'ÉTUDE

DE LA

PARAPLÉGIE SPASMODIQUE FAMILIALE

PAR

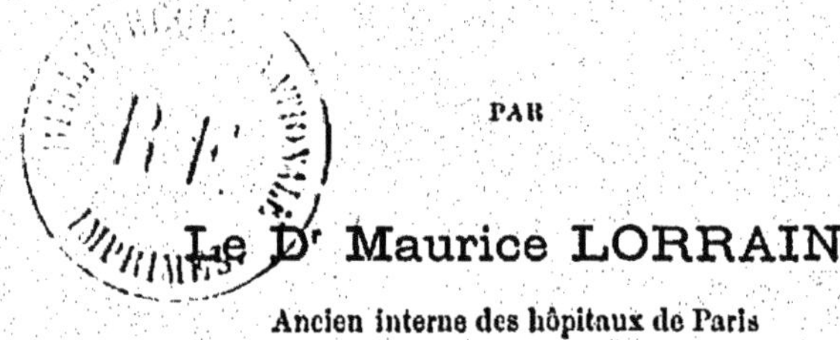

Le Dr Maurice LORRAIN

Ancien interne des hôpitaux de Paris

PARIS

G. STEINHEIL, ÉDITEUR

2, RUE CASIMIR-DELAVIGNE, 2

1898

A MES PARENTS

A MES MAITRES

A MES AMIS

A MONSIEUR LE Dr LOUIS HONTANG

Ancien interne des hôpitaux de Paris

qui, depuis le début de mes études médicales, m'a constamment donné les preuves de son intérêt et de son amitié, je dédie cette thèse, comme faible témoignage de ce que je lui dois.

M. L.

Février 1893.

CONTRIBUTION A L'ÉTUDE

DE LA

PARAPLÉGIE SPASMODIQUE FAMILIALE

AVANT-PROPOS

Nous adressons, à nos Maîtres dans les Hôpitaux, l'expression de notre respectueuse et profonde reconnaissance.

M. le professeur Raymond, après nous avoir accepté dans son service en qualité d'externe, a bien voulu nous permettre de terminer notre internat dans son beau service de la clinique des maladies nerveuses, à la Salpêtrière, et de profiter de l'enseignement si brillant auquel Charcot avait habitué ses élèves et dont il sait continuer la tradition. M. le professeur Raymond ne nous a jamais ménagé ses conseils et son appui. Il a inspiré ce travail et il veut bien nous faire aujourd'hui le grand honneur de présider cette thèse.

Nous avons été l'élève de :

    MM. : d'Heilly (Internat 1896. Enfants-Malades),

        Fernet (Internat 1895. Beaujon),

        Chantemesse et Marie (Internat 1894. Hôtel-Dieu),

        Gilbert et Lejars (Internat provisoire 1893),

        le professeur Dieulafoy (Externat 1892),

et aussi de MM. : Millard, Léon Labbé, Michaux, Hallopeau, Gilles de la Tourette, Ribemont-Dessaignes, Netter et Rénon.

A la fin de l'année passée à l'hôpital des Enfants-Malades auprès de notre excellent Maître M. d'Heilly, M. le D' Sevestre, chef du service de la diphtérie, a bien voulu nous accepter dans son service en qualité de moniteur de tubage et de trachéotomie. Nous lui en sommes profondément reconnaissant.

Nous devons également remercier tout particulièrement M. le D' Fernet qui a bien voulu nous permettre de travailler dans son beau laboratoire de l'hôpital Beaujon et qui a toujours été pour nous le meilleur des maîtres.

MM. Roux à l'Institut Pasteur et A. Gombault à la Faculté de médecine nous ont permis de profiter de leurs savantes leçons.

A tous ces Maîtres nous disons du fond du cœur : merci.

Nous ne voulons pas quitter l'Internat sans exprimer à nos collègues les sentiments de franche camaraderie que nous avons contractés pour eux pendant les années trop vite passées, et nous adressons nos bien sincères remerciements à nos collègues plus anciens qui ont bien voulu nous aider de leurs conseils et de leur savoir :

MM. P. H. Papillon, Méry, Souques, Charcot, Philippe et Gasne.

M. Faure Beaulieu, externe du service, nous a aidé, avec la meilleure bonne volonté, dans nos traductions allemandes, et c'est au talent de M. Vincent que nous devons les figures qui ornent cette thèse.

INTRODUCTION

L'étiologie et la pathogénie des affections nerveuses sont plus que jamais l'objet de vives discussions et de nombreuses recherches. Pendant longtemps, les causes les plus dissemblables et aussi les plus erronées ont été mises en avant pour expliquer la genèse des accidents que les cliniciens avaient sous les yeux.

La connaissance des maladies infectieuses et virulentes a soulevé une partie du voile, mais une partie seulement, et on s'est vite aperçu que si la connaissance des microbes et des toxines pouvait expliquer certaines lésions histologiques dont l'existence était démontrée, il en était d'autres, dont la cause nous échappait encore totalement.

Le rôle de l'*hérédité* n'était pas, non plus, passé inaperçu, mais c'est au maître éminent, à Charcot, que l'on doit d'avoir donné à ce facteur si important la place prépondérante qu'il doit occuper.

L'hérédité nerveuse, après les exemples si démonstratifs qu'en a donnés Charcot, n'a plus besoin d'être démontrée, mais les faits se font chaque jour plus nombreux qui montrent cette hérédité s'étendant sur plusieurs générations et créant, peut-être de toutes pièces, certaines dégénérescences du système nerveux. La connaissance de maladies familiales est venue confirmer encore une fois, l'importance étiologique de l'hérédité. Le nombre de ces maladies familiales s'est notablement accru ; et aujourd'hui il n'est pour ainsi dire pas de partie constitutive du système nerveux qui ne semble pouvoir être frappée héréditairement. Et lorsque nous voyons plusieurs enfants d'une même famille frappés au même âge, présentant tous les mêmes symptômes qui vont évoluer de la même façon, comment ne pas admettre que ces enfants ont reçu en naissant, non pas le germe, mais la tare héréditaire qui frappant telle ou telle partie du système nerveux va reproduire chez tous les mêmes symptômes.

Nous consacrons cette thèse à l'étude de la *paraplégie spasmo-*

dique familiale dont les exemples encore peu nombreux, sont cependant assez nets pour en permettre une description clinique. Nous verrons que par bien des points, cette maladie se rapproche de l'affection décrite par Charcot sous le nom de tabes spasmodique.

L'idée que Charcot se faisait de l'anatomie pathologique de cette affection, c'est-à-dire l'existence d'une sclérose primitive des faisceaux pyramidaux, a été battue en brèche. Aujourd'hui un revirement semble se produire et si la sclérose primitive et isolée des faisceaux pyramidaux n'est pas démontrée, il existe par contre quelques exemples de sclérose combinée primitive des faisceaux de la moelle intéressant tout particulièrement les cordons latéraux.

Nous désirons au début de ce travail indiquer très brièvement ce que nous entendons par « *maladie familiale* ». D'après une récente étude de Pauly et Bonne [1], ces auteurs, s'appuyant sur les travaux de Londe, admettent que pour prendre place parmi les affections familiales une maladie doit réunir les caractères suivants :

1° Elle doit atteindre, sans changer de forme, plusieurs enfants d'une même génération ; 2° Débuter à peu près au même âge chez tous les enfants de cette génération ; 3° Être cliniquement indépendante de toute influence extérieure, d'une affection acquise ou d'un accident de la vie intra-utérine, ces causes toutefois pouvant naturellement modifier la marche de l'évolution ; 4° ces divers caractères doivent constituer la règle et non l'exception.

Nous souscrivons volontiers à ces différents desiderata qui sont essentiels pour créer un type de maladie familiale, mais de ce fait qu'un seul enfant sera atteint dans une famille il n'en résulte pas que cet enfant ne soit atteint d'une affection généralement familiale ; sur une famille de 5 ou 6 enfants, nous connaissons des cas où seulement 2 ou 3 sont atteints, par exemple, de maladie de Friedreich. Parfois même un seul enfant est atteint.

C'est pourquoi nous avons réuni aux cas de paraplégie spasmodique familiale déjà publiés, deux observations dans lesquelles un seul enfant est atteint. Dans le premier cas, l'enfant, d'ailleurs unique, a une hérédité nerveuse très chargée ; dans le second, un frère et une

[1] Pauly et Bonne. *Revue de médecine*, 1897, n° 3.

sœur présentent des troubles nerveux suffisamment nets pour admettre une hérédité indéniable.

Nous n'avons pas la prétention d'expliquer ici le processus suivant lequel de telles lésions s'établissent chez plusieurs enfants. Les lois de l'hérédité sont encore trop mystérieuses pour qu'il soit permis d'en esquisser une étude. Nous ne saurions en tout cas mieux dire que M. le professeur Raymond qui a consacré à ce sujet deux de ses plus intéressantes leçons cliniques [1].

« L'hérédité morbide, dit M. Raymond, crée du côté du système nerveux, tout comme elle le fait pour d'autres appareils organiques, des malformations des divers systèmes constituant l'axe cérébro-spinal... Les affections familiales sont des *manifestations tératologiques*. Elles rentrent dans le grand groupe de la dégénérescence héréditaire. »

On observe dans certains cas, — et ce fait mérite d'être relevé — en même temps qu'une maladie familiale du système nerveux, d'autres malformations congénitales. Dans une observation de paraplégie spasmodique familiale due à Duchateau, il existe une malformation congénitale d'une main. Dans une autre observation de Jendrassik, les membres de l'enfant sont trop courts.

Quant aux causes qui peuvent produire ces malformations, elles peuvent être multiples.

M. Féré [2] a étudié l'influence de la nicotine injectée dans l'albumen sur l'incubation de l'œuf de poule et a pu déterminer de nombreuses malformations des embryons. Il a renouvelé ces expériences en injectant du venin, ou encore en laissant les œufs exposés à certaines vapeurs d'essence.

MM. Charrin et Gley [3] ont également constaté des déformations chez les petits de lapins dont le mâle producteur avait reçu des doses progressives de toxine pyocyanique et les auteurs pensent « que l'imprégnation des ascendants par un virus est susceptible de causer chez les descendants des difformités plus ou moins marquées ».

Nous avons dit, plus haut, que les maladies familiales frappent

[1] F. RAYMOND. *Leçons cliniques*, 1896.
[2] FÉRÉ. *Bull. Société de Biologie*, 1895 et 1896.
[3] CHARRIN et GLEY. *Bull. Soc. de Biologie*, 1895.

généralement au même âge et de la même façon plusieurs enfants frères et sœurs. Les symptômes présentés par une même famille sont généralement identiques ou très semblables, mais il faut remarquer que ces symptômes peuvent varier beaucoup d'une famille à l'autre. Il en résulte, que plus encore que pour les autres types nosologiques, les maladies familiales présentent souvent des caractères peu nets, peu tranchés et que l'on est souvent fort embarrassé pour faire rentrer tel ou tel cas dans tel ou tel groupe connu. La nature ne procède pas par sauts et il semble que pour ses « créations d'essai » (Londe), elle se ménage tous les intermédiaires. Et si l'on remarque que pour certaines de ces maladies, telles que la maladie de Friedreich, les individus atteints sont frappés assez tôt pour empêcher en général la reproduction, il s'ensuit que la maladie s'éteint sur place et que ses caractères ne s'accentuent ni dans un sens ni dans l'autre. Il en résulte que les formes de transition sont nombreuses et que les différentes maladies familiales semblent réunies entre elles par une chaîne ininterrompue.

C'est pourquoi nous avons consacré un premier chapitre à l'étude des principales maladies familiales du système moteur. Outre l'intérêt qu'il y a, à passer rapidement en revue ces diverses affections de jour en jour plus nombreuses, et de citer les exemples les plus récemment publiés, cela nous donnera l'occasion d'indiquer, chemin faisant, l'idée que l'on peut se faire actuellement de certaines maladies qui touchent de bien près à notre sujet, telles que la sclérose en plaques et les diplégies cérébrales. Cela nous permettra de déblayer le terrain et d'établir plus nettement et plus clairement les assises et les limites de notre sujet.

CHAPITRE PREMIER

Des maladies familiales du système moteur.

Pendant longtemps la *myopathie primitive* (dystrophie musculaire
de Erb) a été la mieux connue des affections familiales. Les exemples
des différentes formes : forme juvénile de Erb, type facio-scapulo-
huméral de Landouzy-Dejerine sont nombreux. Le plus souvent
l'hérédité est homologue. C'est ainsi que dans le cas d'Eichhorst
l'observation embrasse dix générations. Cependant dans le cas de
Cénar et Douillet[1] le père était atteint d'atrophie musculaire progressive type Aran-Duchenne et les deux enfants de myopathie primitive.

Cette affection semble atteindre seulement le muscle en respectant
la moelle et les nerfs périphériques. En 1886, Schultze[2] rapportant
l'autopsie d'un pseudo-hypertrophique arrivait à cette conclusion :
« que la cause anatomique de la paralysie pseudo-hypertrophique
ne réside ni dans une atrophie des cellules ganglionnaires des cornes
antérieures, ni dans une dégénérescence des racines antérieures des
nerfs périphériques ».

Cependant dans un cas M. Gombault[3] étudiant les nerfs périphériques trouva sur un grand nombre de ces nerfs une altération profonde
du cylindre-axe. Sur un grand nombre de fibres le cylindre-axe avait
disparu ou ne se colorait plus par le carmin. Ces lésions étaient surtout marquées à la périphérie et diminuaient à mesure que l'on remontait le long du nerf. Mais il faut ajouter que le malade était tubercu-

---

[1] CÉNAR et DOUILLET. *Loire médicale*, 1885.

[2] SCHULTZE, cité par RAYMOND. *Atrophies musculaires*, 1889.

[3] A. GOMBAULT. Sur l'état des nerfs périphériques dans un cas de myopathie
progressive. *Arch. de méd. expérim.*, 1889.

leux et de ce fait l'auteur fait des réserves sur la signification de l'altération des nerfs périphériques.

De nouvelles recherches sont donc nécessaires pour pouvoir dire si les nerfs périphériques sont atteints, et jusqu'à plus ample informé la myopathie primitive doit être considérée comme une affection intéressant purement le muscle.

Mais entre la maladie du muscle et la maladie de la moelle, entre la myopathie et la myélopathie n'existe-t-il aucun intermédiaire ? « Tout d'abord il sembla qu'une barrière infranchissable se dressât entre ces deux variétés d'atrophie musculaire, mais un nouveau type familial décrit par MM. Charcot et Marie est venu établir le lien de transition prévu. » (Raymond.)

La forme Charcot-Marie a été décrite par ces auteurs en 1887. Elle est connue en Allemagne sous le nom de : type neurotique d'atrophie musculaire progressive.

Dans cette forme les lésions de la moelle et des nerfs périphériques tendent à prendre la première place.

Dans un cas étudié par M. Marinesco [1] cet auteur a trouvé des lésions portant : 1° sur les cordons postérieurs ; 2° sur les cornes postérieures ; 3° sur les racines postérieures ; 4° sur les cornes antérieures ; 5° dans les troncs nerveux périphériques correspondant aux territoires des muscles atrophiés ; 6° dans les muscles atrophiés. Les observations de MM. A. Gombault et Mallet [2], de Dejerine et Sottas [3] semblent se rapprocher de la forme Charcot-Marie. Cependant, dans ces observations les nerfs ont été trouvés très gros à l'autopsie et M. Dejerine décrit à part cette affection sous le nom de *névrite interstitielle hypertrophique et progressive de l'enfance.*

Nous pouvons également rapprocher de ces faits les 3 nouveaux *cas atypiques d'amyotrophie familiale des extrémités* rapportés par M. Bosc [4]. Dans cette observation il s'agit de deux fillettes âgées de 3 et 8 ans et de leur mère. Ces trois malades étaient atteintes d'atrophie musculaire qui atteignait les muscles des pieds et des

[1] MARINESCO. Étude de l'amyotrophie Charcot-Marie. *Arch. de méd. expérim.*, 1894, p. 921.

[2] GOMBAULT et MALLET. Un cas de tabes ayant débuté dans l'enfance. *Arch. de méd. expérim.*, 1889, p. 385.

[3] DEJERINE et SOTTAS. *Bull. Société de Biologie*, mars 1893.

[4] BOSC. *Presse médicale*, 1896, et *Revue des maladies de l'enfance*, 1897.

jambes dans leur totalité, les muscles de la partie inférieure et interne des cuisses et enfin les muscles des deux mains. L'atrophie s'accompagnait de parésie flasque avec conservation des réflexes rotuliens. Les lésions étaient demeurées localisées au niveau des parties atteintes et étaient restées symétriques. L'auteur rappelle à ce propos les cas de Tooth [1] — où l'amyotrophie était restée limitée aux membres inférieurs ; de Dubreuilh [2] — amyotrophie des extrémités, mains et pieds en griffe, rétractions tendineuses rappelant le type Duchenne-Aran et la névrite ; de Bernhardt [3] dans lequel on voit les caractères de la myopathie se combiner avec les caractères des amyotrophies névritiques et myélopathiques. Pour M. Bosc, les amyotrophies familiales des extrémités se rapprochent des myopathies, mais aussi des névrites et des myélopathies. Le groupe des amyotrophies familiales serait constitué par une série de formes de transition dont les deux bouts assez éloignés symptomatiquement, se rattachent d'une part aux myopathies et aux myélopathies, d'autre part aux processus nerveux périphériques.

Dans certains cas les formes observées sont encore plus complexes. Philip [4] a donné la relation fort intéressante d'une famille atteinte d'accidents nerveux fort curieux. Le père, âgé de 60 ans, présentait les symptômes d'une paralysie spastique progressive due probablement à un grave traumatisme subi jadis dans une mine. Il avait de l'affaiblissement des membres inférieurs, de la contracture des jambes, de l'exagération des réflexes et pas de troubles sensitifs. Un de ses fils offrait les mêmes symptômes à un degré moindre. Un autre fils souffrait d'une paralysie pseudo-hypertrophique et deux frères du père étaient morts de la même affection.

Comme on le voit, le champ des affections héréditaires et familiales s'élargit peu à peu. C'est ainsi que Ascher [5] a publié l'observation

[1] Tooth. *Saint-Barthelemy Hosp. reports*, 1889.

[2] Dubreuilh. *Revue de médecine*, 1890.

[3] Bernhardt. Forme familiale d'atrophie musculaire progressive d'origine spinale névritique. *Virchow's Arch.*, 1893. Analyse in *Revue neurologique*, 1894.

[4] Philip. Tabes spasmodique et paralysie pseudo-hypertrophique chez plusieurs membres d'une même famille. *Brain*, janvier 1886, p. 520, et *Revue des sciences médic.*, 1886.

[5] Ascher. *Berlin. klin. Wochens.*, 1894.

— 14 —

d'une enfant de 8 ans atteinte vraisemblablement de *paralysie saturnine héréditaire*.

Egger [1] cite l'observation de deux frères atteints *d'atrophie musculaire névritique progressive et familiale*. Le plus jeune a été
atteint à 33 ans, l'autre à 38 ans. Le début s'est fait dans le territoire
du péronier droit, puis est survenue une paralysie complète des membres inférieurs avec steppage. Il existait des douleurs dans les talons
chez l'un, dans le sacrum chez l'autre frère. Il existait un certain
degré de parésie des membres supérieurs qui avait commencé par
la main, pour envahir ensuite les autres muscles qui présentaient des
secousses fibrillaires. Les réflexes tendineux étaient très affaiblis.
L'examen électrique des muscles dénotait une diminution médiocre
de l'excitabilité directe et indirecte faradique et galvanique. L'auteur
différencie cette affection de l'atrophie musculaire spinale et de la
forme myopathique de Erb, à cause de la coexistence des troubles
moteurs et sensitifs. Il la rapproche de la névrite multiple et serait
le résultat d'une intoxication saturnine. La forme familiale observée
serait due à la prédisposition commune aux deux malades.

Dans une autre série de cas ce sont les cellules des cornes antérieures de la moelle qui paraissent systématiquement touchées.

J. Hoffmann [2] en 1893 a rapporté plusieurs observations *d'atrophie musculaire spinale chronique héréditaire dans l'enfance*.
L'auteur a rencontré deux familles, sans lien de parenté, dans l'une
desquelles sur 15 enfants 6 étaient atteints de cette singulière affection,
tandis que dans l'autre il y en avait 2 sur 6 enfants. Ces petits malades
naissaient dans de bonnes conditions, puis vers six mois survenaient
d'une façon subaiguë une diminution de la force, de l'étendue des
mouvements des jambes, et ensuite de la faiblesse des muscles du
dos. Quelques années plus tard on vit apparaître la paralysie des
muscles du cou, de la nuque et des membres supérieurs. A ces phénomènes paralytiques s'associait une atrophie musculaire dégéné-
rative sans contractions fibrillaires, mais avec abolition des réflexes
tendineux et réaction de dégénérescence dans les muscles atteints.
Il n'y avait aucun trouble de sensibilité ni des sphincters, rien du

[1] EGGER. *Archiv. f. Psychiat.*, 1897, t. XXIX.
[2] J. HOFFMANN. *Deutsche. Zeit. für Nervenheilkunde*, 1893. Analyse in *Rev.
neurol.*, 1893.

côté du cerveau et du bulbe. Les enfants mouraient de complications pulmonaires entre 2 et 4 ans.

En présence de ces symptômes l'auteur avait prévu l'origine myélopathique de l'affection. L'autopsie d'un des malades est venue confirmer cette opinion.

Hoffmann trouva l'atrophie ou la disparition de la plupart des cellules ganglionnaires des cornes antérieures, et cela dans toute la hauteur de la moelle jusqu'au bulbe. Cette altération était surtout prononcée au niveau des renflements, et plus encore dans le renflement lombaire que dans le renflement cervical. Les racines antérieures étaient très atrophiées. Il s'agissait donc bien dans ce cas d'une atrophie musculaire due à l'altération chronique et progressive des cellules de la corne antérieure (Wernicke et Hoffmann).

Dans un nouveau mémoire récemment paru Hoffmann[1] a rapporté un nouvel exemple de cette affection. Il s'agit d'un enfant né à terme de parents bien portants. A sept mois, sans cause, l'enfant est pris de parésie flasque et bilatérale des muscles de la cuisse et des fesses, qui atteint ensuite le dos, le cou, les épaules, les bras, les mains et les jambes. Il y avait atrophie avec perte des réflexes et déviation de la colonne vertébrale, aucun trouble de la sensibilité ni des sphincters. A l'autopsie on trouva une dégénérescence systématique et très intense des cellules des cornes antérieures jusqu'au niveau du nerf spinal. Il existait une dégénérescence considérable des racines antérieures et en outre une dégénérescence du faisceau pyramidal, du faisceau de Turck et d'une partie du faisceau fondamental latéral.

Nous ferons remarquer, en passant, la diffusion des lésions dans ce cas, où la moelle est frappée et dans sa substance grise et dans ses faisceaux blancs.

Nous signalerons encore la *paralysie bulbaire progressive infantile et familiale* étudiée particulièrement par Fazio[2], Brissaud et Marie[3], Londe[4], Charcot[5], Bernhardt[6], etc.

[1] J. HOFFMANN. Contribution à l'étude de l'atrophie musculaire progressive héréditaire dans l'enfance. *Deut. Zeit. f. Nervenh.*, 1897, analyse in *Rev. neur.*, 1897.

[2] FAZIO. *Riforma medica*, 1892.

[3] BRISSAUD et MARIE. *Bull. médical*, 1893, p. 1081.

[4] LONDE. *Revue de médecine*, 1893.

[5] CHARCOT. *Méd. moderne*, 1893.

[6] BERNHARDT. Ueber eine hereditare form der progressiven spinalen mit bulberparalyse. *Virchow's Archiv*, t. CXV.

MM. de Verhoogen et Van der Velden [1] ont rapporté trois cas de *syringomyélie* observés chez des frères et sœur. Dans un cas le diagnostic clinique a pu être confirmé par l'autopsie.

Seeligmuller [2] a publié les observations de 4 enfants de la même famille, qui dans le cours de la seconde enfance furent atteints d'une maladie caractérisée par une parésie spasmodique avec atrophie musculaire et symptômes de parésie bulbaire. Il s'agissait vraisemblablement de *sclérose latérale amyotrophique familiale*.

Strumpell et Brown ont rapporté des cas analogues.

Nous arrivons maintenant aux maladies familiales qui touchent plus particulièrement les cordons blancs de la moelle. Telles sont : la *maladie de Friedreich*, *l'hérédo-ataxie cérébelleuse* et enfin la *paraplégie spasmodique familiale*.

Nous n'insisterons pas actuellement sur ces trois maladies. Nous aurons à y revenir plus tard, lorsque nous étudierons le diagnostic de la paraplégie spasmodique. Nous verrons alors les symptômes qui rapprochent ou qui éloignent ces trois affections l'une de l'autre et nous étudierons les formes de transition qui ont été publiées et qui peuvent leur servir de trait d'union. Nous ne pouvons entreprendre ici le résumé, même le plus rapide, des observations et des travaux parus sur la maladie de Friedreich. Nous citerons seulement la thèse classique de Soca [3].

Disons aussi que pour certains auteurs l'existence autonome de l'hérédo-ataxie cérébelleuse n'est pas encore démontrée. Nous nous contenterons de rapporter la très importante thèse de P. Londe [4] qui réserve une place à part, dans le cadre nosologique, à la maladie de P. Marie.

Mais nous voulons attirer l'attention sur une affection qui tend à être considérée — dans certains cas tout au moins — comme une affection héréditaire et familiale : nous voulons parler de la *sclérose en plaques*.

On sait depuis les travaux de P. Marie [5] que la sclérose en pla-

---

[1] De Verhoogen et Van der Velden, *Annales de la Soc. des sciences méd. et naturelles de Bruxelles*, 1894 ; *Rev. neur.*, 1895, n° 1.

[2] Seeligmuller, *Deut. med. Woch.*, 1878.

[3] Soca. Thèse Paris, 1888.

[4] P. Londe. *L'hérédo-ataxie cérébelleuse.* Th. Paris, 1895.

[5] P. Marie. *Rev. de médecine*, juillet 1883.

ques peut s'observer chez les enfants. Cette opinion, sur laquelle son auteur est revenu dans la suite, semble pourtant être l'expression de la vérité. Oppenheim [1] a vu la sclérose débuter dans l'enfance et il en possède trois autopsies : citons également l'observation toute récente de V. Nissen [2] qui a trait à un jeune garçon, malade depuis 3 ans, et qui présentait un tremblement intentionnel, une paraplégie spasmodique des membres inférieurs avec exagération des réflexes, de l'embarras de la parole et une décoloration des papilles. L. Stieglitz [3] a rapporté trois exemples analogues.

D'autre part, depuis plusieurs années, des observations de maladies familiales, dans lesquelles le tableau symptomatique rappelle de bien près celui de la sclérose en plaques, ont été publiées.

Tel le cas cité par Hervouet [4] à la Société médicale de Nantes. Le malade présentait un certain degré d'incoordination : les réflexes étaient exagérés aux bras, normaux aux membres inférieurs, sans trépidation épileptoïde ni troubles de sensibilité ni des sphincters. On notait l'existence du nystagmus. Un frère était soigné à Paris pour une sclérose en plaques et 9 autres membres de la famille présentaient, au dire du malade, une affection analogue.

Féré [5] dit avoir observé deux frères et leur sœur atteints de sclérose en plaques.

Chwostek [6] relate l'observation d'un cas de sclérose en plaques qui paraît avoir été héréditaire.

L'observation de Pelizœus [7] est plus typique : Il s'agit d'un enfant de 8 ans qui présentait du nystagmus bilatéral, un léger embarras de la parole, une grande maladresse des membres supérieurs sans tremblement, une paraplégie spasmodique des membres inférieurs sans atrophie, de l'exagération des réflexes tendineux sans

---

[1] Oppenheim, *Berlin. klin. Woch.*, 1896, et *Rev. des sciences médic.*, 1896.

[2] V. Nissen. Sclérose en plaques chez un jeune enfant. *Soc. de Pédiatrie de Saint-Pétersbourg*, 1897, et *Presse médicale*, 1897, n° 99.

[3] L. Stieglitz. Soc. neurologique de New-York, 1896. *Semaine médicale*, 23 décembre 1896.

[4] Hervouet. *Gaz. des hôpitaux de Toulouse*, 1893, p. 331.

[5] Féré. *La famille névropathique*, et *Rev. mens. des mal. de l'enfance*, 1893.

[6] Chwostek. *Allg. Wien. med. Zeit.*, 1883.

[7] Pelizœus. Sur une forme spéciale de paralysie spastique, avec manifestations cérébrales, d'origine héréditaire. *Archiv. f. Psych. und Nervenh.*, Bd XVI, et *Rev. sciences méd.*, 1887.

troubles de la sensibilité ni des réactions électriques. On notait de la débilité mentale et de la bradylalie. L'enfant était venu au monde parfaitement sain et la maladie avait débuté à trois mois par le nystagmus. La même forme morbide ayant exactement suivi la même évolution, se rencontrait chez les autres membres de la même famille frappés dans 3 générations. Les mâles seuls étaient atteints.

L'auteur conclut à l'existence d'une sclérose en plaques et cite une observation de Dreschfeld comme analogue à la sienne.

Les malades vus par Dreschfeld [1] étaient deux frères. Chez le premier, vers le 14e mois, apparurent des convulsions, puis de la faiblesse et du tremblement des membres. L'état s'aggrava jusqu'à la 10e année. A ce moment on constatait des secousses de la tête, du nystagmus, la parole scandée, le tremblement intentionnel des bras, de l'exagération des réflexes tendineux et un certain degré d'affaiblissement des fonctions psychiques.

Chez l'autre frère, les premiers symptômes étaient apparus à 7 ans et le tableau clinique différait peu du précédent.

Bernhardt [2] a rapporté l'observation d'une famille de 8 enfants : 6 garçons et 2 filles. Une des deux filles semble avoir eu la maladie de ses frères. Deux de ceux-ci, morts avant 30 ans, n'ont rien présenté d'anormal. Les quatre autres ont été atteints de paraplégie spasmodique typique sans participation des membres supérieurs, avec intégrité des fonctions intellectuelles, sensitives, trophiques, vésico-rectales et génitales. La maladie a débuté chez eux après 30 ans. L'auteur n'aurait pas hésité à se prononcer sur l'origine spinale de cette paraplégie s'il n'avait vu dans ces dernières années, chez un de ces malades, des signes (nystagmus, dysarthrie) qui faisaient supposer l'envahissement du bulbe, de la protubérance et peut-être du cerveau. Pour cette raison il incline vers le diagnostic de sclérose en plaques fruste.

En résumé ces cas, pour intéressants qu'ils sont, restent discutables : la vérification anatomique a fait défaut et c'est ce qui a permis de discuter le diagnostic posé par les auteurs.

C'est ainsi que Strumpell fait rentrer le cas de Bernhardt dans la paraplégie spasmodique familiale, opinion admise par Souques

[1] DRESCH FELD. *Med. Times and Gaz.*, 9 february 1878.

[2] BERNHARDT. Contribution à l'étude des maladies familiales du système nerveux central. *Virchow's Arch.*, 1891, Bd 126, et *Revue neurol.*, 1895, p. 7.

et à laquelle nous souscrivons volontiers. Londe ainsi que Souques considèrent les cas de Pelizœus et de Dreschfeld comme des exemples de diplégies cérébrales, tandis que Pauly et Bonne tiennent le cas de Pelizœus comme une forme intermédiaire à la paraplégie spasmodique familiale et à l'hérédo-ataxie cérébelleuse, et se rapprochant des cas publiés par ces auteurs. Enfin, d'après Londe, le cas d'Hervouet rentrerait dans l'hérédo-ataxie cérébelleuse.

Mais si la forme familiale de la sclérose en plaques n'a pas encore reçu la démonstration anatomique, la forme héréditaire paraît démontrée par l'observation d'Eichhorst [1], observation suivie d'autopsie. Les symptômes de la sclérose en plaques étaient apparus chez une femme indemne de toute tare névropathique, à la suite d'un premier accouchement, pour s'accentuer à la suite de deux autres couches. On notait un tremblement intentionnel des membres supérieurs, du nystagmus horizontal, la parole scandée, de l'exagération des réflexes rotuliens. Il n'existait aucun trouble de la sensibilité. Dans la suite on vit apparaître successivement la paralysie des deux moteurs oculaires communs, l'inégalité des pupilles et leur réaction lente à la lumière et à l'accommodation, l'atrophie des deux nerfs optiques, de l'affaiblissement des fonctions intellectuelles et enfin la contracture des fléchisseurs de la cuisse et de la jambe. La malade succomba dans le marasme 4 ans après le début de l'affection. L'autopsie démontra l'existence d'une sclérose en plaques limitée à la moelle.

C'est chez le troisième enfant que les mêmes symptômes apparurent peu de temps après la naissance. Mais ils s'accentuèrent notablement à partir de l'âge de 8 ans. On notait du nystagmus horizontal, un double ptosis, de la parésie des muscles droits externes de l'œil et une atrophie des nerfs optiques. Les pupilles inégales ne réagissaient que faiblement à l'accommodation et pas du tout à la lumière.

L'autopsie démontra également l'existence d'une sclérose en plaques limitée à la moelle. Le bulbe, la protubérance et le cerveau étaient sains, malgré l'existence de symptômes cérébraux.

Nous avons cru devoir rapporter ces différents exemples, car, comme nous le verrons plus loin, la symptomatologie de la paraplé-

[1] EICHHORST. De la sclérose en plaques infantile et héréditaire. *Archiv. f. Pathol. u. Physiol.*, CXLVI, 2, et *Semaine médic.*, 1896, p. 469.

gie spasmodique familiale se rapproche, dans certains cas, de celle de la sclérose en plaques.

Du reste, la sclérose en plaques semble être considérée actuellement, par certains neuropathologistes, d'une façon toute différente qu'elle ne l'était, il y a quelques années encore. Dans un récent mémoire A. Strumpell [1] à l'occasion de deux cas où la sclérose en plaques s'accompagnait de gliose centrale et d'hydromyélie, se demande s'il s'agit là d'une simple coïncidence ou bien si la sclérose en plaques ne serait pas une maladie endogène comme la syringomyélie et la maladie de Friedreich. Strumpell repousse l'origine infectieuse ou toxique de la sclérose en plaques et admet que cette maladie serait une gliose multiple tenant à quelque anomalie de développement.

Nous nous garderons bien de prendre parti dans la question, mais cette conception nouvelle méritait d'être signalée.

Nous devons envisager maintenant un autre groupe de faits sur la nature desquels nous sommes loin d'être fixés. La question est d'autant plus complexe que les différents auteurs ne donnent pas la même signification aux termes qu'ils emploient. C'est ainsi que sous le nom de *maladie de Little* on a désigné des maladies très différentes au point de vue étiologique et anatomique. Certains auteurs notamment MM. Van Gehuchten, Brissaud et Marie réservent le nom de maladie de Little à l'ensemble des symptômes provoqués par le non-développement des faisceaux pyramidaux consécutif à un accouchement avant terme. Mais tandis que Van Gehuchten [2] fait de l'affection une maladie purement spinale, « due uniquement et exclusivement à un arrêt ou à un retard dans la croissance des fibres pyramidales », Freud [3], Raymond [4], Brissaud [5], Marie [6], Mya et Levi [7], reconnaissent à la maladie une origine cérébrale. Ajoutons toutefois

[1] A. Strumpell (d'Erlangen). Pathologie de la sclérose en plaques. *Neurol. Central.*, 1896, n° 21. Analyse in *Rev. neur.*, 1897.

[2] Van Gehuchten. Maladie de Little et rigidité spasmodique spinale des enfants nés avant terme. *Revue neurologique*, 15 février 1897.

[3] Freud. *Beitrage zur kinderheilkunde.* Leipzig, 1893.

[4] Raymond. *Maladies du système nerveux.* Paris, 1894.

[5] Brissaud. *Leçons sur les maladies nerveuses.* Paris, 1895.

[6] Marie. Article Tabes spasmodique. *Traité de médecine Charcot-Bouchard,* t. VI.

[7] Mya et Levi. *Rivista di patologia nervosa e mentale,* novembre 1896.

que P. Marie, dans une note, écrite après son article du traité de médecine, reconnaît qu'il se sent actuellement (décembre 1893) « beaucoup moins éloigné qu'auparavant d'admettre que l'aspect clinique du tabes dorsal spasmodique puisse être déterminé par une lésion exclusivement spinale ».

D'autres auteurs donnent le nom de maladie de *Little* [1] aux différents états dans lesquels on trouve les principaux symptômes donnés par l'auteur anglais à la maladie qui porte son nom, c'est-à-dire, une rigidité spasmodique qui peut envahir les quatre membres, qui le plus souvent reste localisée aux membres inférieurs, lesquels en tous cas sont les plus atteints, un affaiblissement intellectuel, des troubles du langage, du strabisme, des convulsions, etc.

Or un tel tableau symptomatique peut se rencontrer dans nombre d'affections cérébrales, telles que la porencéphalie, les méningites chroniques, la sclérose cérébrale, etc. ; ainsi envisagée la maladie de Little n'est plus une entité morbide, mais un syndrome clinique. Telle est notamment l'opinion exprimée par Freud [2] dans l'important travail que cet auteur vient de consacrer aux paralysies cérébrales infantiles. Pour Freud la maladie de Little doit être rejetée en tant qu'entité nosologique et les formes morbides qui lui étaient rapportées doivent prendre place dans les paralysies cérébrales infantiles.

Freud divise *cliniquement* les paralysies cérébrales infantiles en formes hémiplégiques et formes diplégiques. Parmi ces dernières il distingue au point de vue clinique : a) la raideur généralisée, b) la raideur paraplégique, c) la paraplégie spasmodique, d) l'hémiplégie spasmodique bilatérale, e) la chorée infantile généralisée, f) l'athétose bilatérale.

Au point de vue *anatomo-pathologique*, Freud étudie successivement : a) l'atrophie scléreuse ; b) la porencéphalie ; c) la sclérose hypertrophique ; d) la méningo-encéphalite ; e) l'encéphalite ; f) l'agénésie corticale.

---

[1] LITTLE. Sur l'influence de la dystocie, de l'accouchement difficile, de la naissance avant terme et de l'asphyxie des nouveau-nés sur l'état physique et intellectuel de l'enfant. *Transactions of obstetrical Society*, 1862.

[2] FREUD. La paralysie cérébrale infantile. *Traité de Path. et de Thérap.*, paru sous la direction de Nothnagel, Vienne, 1897.

Enfin Freud établit la classification suivante en se basant sur l'*étiologie* : 1° cas congénitaux (naissance avant terme) ; 2° origine de la maladie au moment de la naissance (asphyxie des nouveau-nés) ; 3° cas acquis : a) origine infectieuse ; b) origine syphilitique.

Freud fait remarquer que la naissance avant terme dispose tout particulièrement aux formes paraplégiques de la diplégie cérébrale, trois fois plus souvent qu'à la contracture généralisée. Il n'y aurait aucun rapport entre cette cause et les formes choréiques. L'asphyxie des nouveau-nés produirait la contracture généralisée, aussi bien que la forme paraplégique, mais on observerait deux fois plus souvent la première que n'importe quelle autre forme.

Dans une récente étude, Sachs [1], se demande ce qu'il faut entendre par maladie de Little et ne considère pas cette affection comme une entité morbide. Il accepte la classification que Freud a établie d'après l'étiologie.

Comme on le voit, les paralysies cérébrales infantiles se confondent par bien des points communs avec le tableau clinique de la paraplégie spasmodique d'origine spinale. Dans bien des cas il est extrêmement difficile de dire si la lésion est cérébrale ou purement spinale.

D'autre part, et ceci nous intéresse encore plus particulièrement, Freud [2] a décrit une *forme héréditaire et familiale de diplégie cérébrale*.

L'observation se rapporte à deux enfants d'une même famille dans laquelle on comptait 6 enfants dont 3 sont morts. L'aîné des deux malades, âgé de 6 ans, présentait des troubles oculaires, des troubles de la parole et une rigidité spasmodique. Les troubles oculaires consistaient essentiellement en une atrophie des nerfs optiques, un nystagmus horizontal et un strabisme divergent. Les pupilles ne réagissaient plus à la lumière. La parole était lente et il existait une rigidité spasmodique des extrémités et de la nuque avec tremblement intentionnel des mains. L'intelligence était intacte.

Le frère cadet, plus jeune d'un an, présentait à peu près les mêmes

---

[1] SACHS. La maladie de Little. Devons-nous garder cette dénomination ? *Journal of nerv. and ment. diseases*, décembre 1897, et *Gazette hebdomadaire*, 23 janvier 1898.

[2] FREUD. Formes héréditaires des diplégies cérébrales. *Neurol. Centralb.*, nᵒˢ 15 et 16, 1893.

symptômes mais à un degré moindre. Le début des accidents remontait chez l'aîné à la naissance : chez le plus jeune à l'âge de deux ans. Ce dernier pouvait se tenir debout en écartant les jambes, tandis que l'aîné ne pouvait ni marcher ni même se tenir debout. Dans ces cas l'intelligence était normale, et c'est là un symptôme des diplégies cérébrales qui fait défaut : mais le dernier frère était imbécile et paralysé.

Freud a revu ces malades en 1896. Chez le plus jeune enfant les mouvements des bras étaient au plus haut point ataxiques ; les membres inférieurs étaient complètement raides et les mouvements volontaires abolis. La parole scandée était devenue inintelligible. La vue ainsi que l'intelligence étaient normales. Chez l'aîné, l'intelligence et le caractère ne s'étaient pas modifiés.

Dans son dernier travail (1897) Freud a consacré un important chapitre à l'étude : des cas non identiques de paralysie cérébrale infantile survenant dans une même famille, des diplégies cérébrales typiques, et enfin des affections héréditaires qui se rapprochent de la paralysie cérébrale infantile. Parmi ces dernières il cite les observations de Kraft-Ebing et de Souques qu'il rapproche de l'observation de Strumpell et admet comme cet auteur l'origine spinale de l'affection.

Freud sépare nettement la paralysie cérébrale infantile de la diplégie familiale et héréditaire. La paralysie cérébrale infantile, dit-il, est l'aboutissant de toutes les affections du cerveau provenant de l'action directe d'étiologies accidentelles datant soit de la période fœtale, soit de l'enfance proprement dite et intéressant, soit un seul, soit plusieurs neurones. Les diplégies familiales, au contraire, sont toujours de nature endogène, systématique. On comprend que lorsqu'un seul neurone est affecté dans la paralysie cérébrale infantile l'aspect de la maladie soit très analogue à ce qui a lieu dans les cas de diplégie familiale, où ce même neurone est atteint d'une façon systématique. Freud compare cette action endogène, à l'action de la syphilis qui peut être exogène en produisant des méningites, des gommes, des artérites, etc., ou endogène en produisant des affections parasyphilitiques, comme le tabes.

Après avoir passé en revue les diverses maladies familiales, Freud les réunit les unes aux autres par une chaîne presque ininterrompue.

« Il existe, dit-il, des formes de transition entre les cas d'ailleurs très rares de paraplégies spasmodiques spinales pures et les formes certainement cérébrales de contracture généralisée. » Aussi est-il bien certain que le diagnostic anatomique de pareilles formes soit presque impossible.

A côté de l'observation de diplégie cérébrale familiale rapportée par Freud, nous pouvons citer les cas de Sachs [1], de Naef [2], de Schultze [3], de Rupprecht [4], de Durcom [5].

II. Oppenheim [6] a observé une diplégie spastique chez la mère et la fille. La mère, âgée de 31 ans, avait depuis son enfance une athétose double, ou mieux une diplégie cérébrale spasmodique. Cette femme, quoiqu'intelligente était muette. Sa fille, âgée de 10 ans, a hérité de son affection : cependant elle commence à parler depuis un an. Dans un cas semblable, Oppenheim a trouvé à l'autopsie un arrêt de développement des hémisphères cérébraux au niveau des circonvolutions centrales.

Dans un mémoire paru en 1896, Sachs [7] a décrit une *forme d'idiotie familiale avec amaurose*. L'auteur a relevé comme principaux symptômes un affaiblissement mental apparaissant dans les premiers mois de la vie et aboutissant à l'idiotie complète. En même temps on note : une parésie ou une paralysie de la plus grande partie du corps — paralysie flasque ou spasmodique avec exagération ou abolition des réflexes tendineux — un affaiblissement de la vue se terminant par une cécité absolue avec atrophie des nerfs optiques. La terminaison fatale survient vers l'âge de 2 ans. Plusieurs membres de la même famille sont atteints. On notait également dans certains cas le nystagmus, le strabisme et l'hyperacuité auditive. Le symptôme capital est ici la tendance à la cécité. Les altérations de la macula lutea

[1] Sachs. Sur l'arrêt de développement cérébral. *Journ. of nerv. and ment. diseases*, 1887 et 1892.

[2] Naef. Thèse Zurich, 1885 (2e partie de la thèse).

[3] Schultze. *Deut. med. Woch.*, 1889, n° 15.

[4] Rupprecht. *Volkmann's Sammlung klinische Vorträge*, n° 198.

[5] Durcom. *Journ. of nervous and ment. diseases*, 1897. *Semaine médicale*, 1897.

[6] H. Oppenheim. *Berlin. klin. Woch.*, 1895, n° 34, et *Rev. des sciences méd.*, 1896.

[7] Sachs. Une forme d'idiotie familiale. *New-York med. Journal*, mai 1896. Analyse in *Rev. neur.*, 1896.

sont très frappantes. Sur 19 cas rapportés par l'auteur, 14 fois les mêmes apparences avaient été notées.

Trois autopsies ont été faites, deux par l'auteur, une par Kingdon. Elles ont montré des altérations très marquées des cellules pyramidales de l'écorce, résultant d'un arrêt de développement et non d'un processus inflammatoire.

Sachs compare cette forme d'idiotie amaurotique familiale aux autres maladies familiales : maladie de Friedreich, hérédo-ataxie cérébelleuse, paraplégie spasmodique familiale; ces affections seraient dues à un arrêt de développement, que l'arrêt frappe le cerveau ou la moelle dans ses cordons postérieurs, latéraux ou cérébelleux.

Cette forme d'atrophie papillaire nous intéresse tout particulièrement car elle nous permet, sinon d'expliquer, du moins de soupçonner l'origine des troubles optiques constatés dans certaines observations de paraplégie spasmodique familiale (obs. I, XIX et XX) et de rapprocher ces troubles oculaires de ceux observés dans la maladie de Friedreich ou l'hérédo-ataxie cérébelleuse.

Les cas d'atrophie optique familiale sont encore très peu connus et nous n'en avons trouvé d'autres exemples que ceux de Sachs.

Nous ajouterons qu'il ne faut pas confondre cette atrophie papillaire, avec une autre *atrophie papillaire familiale* signalée par Leber et dont un certain nombre d'observations ont été rapportées dans ces dernières années (Kœnig, Raymond, etc.). Cette atrophie débute en're 25 et 30 ans; la maladie serait transmise par les femmes et susceptible d'amélioration. Elle serait liée à un vice de développement de l'os sphénoïde (Raymond) [1].

On a noté également d'autres affections oculaires familiales : nous citerons le *ptosis familial* de Dutil [2] et les *paralysies oculaires familiales* de Mœbius [3].

Avant de terminer ce rapide exposé, nous devons rappeler qu'il existe des formes de tremblement et de chorée héréditaires.

Le *tremblement héréditaire et familial* est aujourd'hui bien

---

[1] RAYMOND. *Atrophie papillaire familiale. Leçon clinique*, juin 1897.
[2] DUTIL. *Progrès médical*, 1892.
[3] MŒBIUS. *Münch med. Wochensch.*, 1892.

connu, surtout depuis les leçons de Charcot. Il coexiste souvent avec des signes de dégénérescence mentale (Hamaide) [1].

Il existe une forme de chorée, dite *chorée héréditaire* ou *de Huntington*, dont l'existence est aujourd'hui démontrée. Nous citerons notamment le travail de Osler [2] qui rapporte l'histoire de deux familles où l'on comptait plusieurs cas de chorée, et l'observation de Gray [3] qui cite un cas de *chorée congénitale* de Huntington.

Ces cas de chorée congénitale sont fort rares. Nous en rapportons un nouvel exemple chez la mère d'une fillette atteinte de paraplégie spasmodique (obs. XXI).

Béchet [4] rapporte dans sa thèse un exemple de *maladie de Parkinson familiale*. Les deux sœurs sont atteintes : et Bechet rappelle les observations de Weber (le père et 2 frères atteints) et de Borgherini (sept membres atteints sur 9 frères et 2 sœurs).

Féré a observé le *paramyoclonus multiplex* chez un oncle et son neveu, et d'Allosio [5] sur 44 observations de *myoclonies* rapporte 19 cas familiaux dans lesquels la myoclonie était associée à des stigmates de dégénérescence, à l'hystérie, ou à l'épilepsie.

Enfin nous rappellerons que le *rachitisme* a été observé sous forme familiale et qu'il s'accompagne alors parfois de paraplégie. Nous citerons notamment l'observation récente de MM. Hutinel et Auscher [6].

Nous rapprocherons de ces faits l'opinion de Bassi [7] qui insiste beaucoup, au sujet d'un cas de maladie de Friedreich, sur les altérations des os dues au rachitisme, constatées chez son malade. D'après Bassi, les lésions des centres nerveux seraient intimement liées, de

---

[1] HAMAIDE. *Du tremblement essentiel héréditaire et de ses rapports avec la dégénérescence mentale.* Th. Paris, 1893.

[2] OSLER. Remarques sur les variétés de la chorée chronique *Journal of nerv. and ment. diseases*, 1893.

[3] GRAY. Association des neurologistes américains, 1892. *Neurol. Centralb.*, 1893.

[4] BÉCHET. *Formes cliniques et diagnostic de la maladie de Parkinson.* Th. Paris, 1892.

[5] D'ALLOSIO. Quelques cas de myoclonie familiaux. *Riforma medica*, 1897.

[6] HUTINEL et AUSCHER. Note sur 2 cas de rachitisme familial avec paraplégie progressive. *Soc. méd. des hôpitaux*, juillet 1897.

[7] BASSI. Sur un cas de maladie de Friedreich. *Gazetta degli Ospedale*, 1893, et *Rev. neur.*, 1894.

même que dans l'idiotie, à une altération constitutionnelle, congénitale du système osseux.

Comme on le voit, le champ d'étude des maladies familiales s'est singulièrement agrandi. « Tout d'abord les cas d'affections héréditaires et familiales paraissaient être presque du ressort exclusif de la myopathie, c'est-à-dire d'une affection dans laquelle les seuls muscles sont touchés. Peu à peu on a appris à connaître des cas du même ordre où les lésions intéressaient non plus les muscles exclusivement, mais les cornes antérieures, mais les cordons latéraux, mais les cordons postérieurs de la moelle, les différentes colonnes grises du bulbe, de la protubérance, du pédoncule cérébral, puis les faisceaux systématisés de ces diverses régions » (Raymond) [1].

Nous avons essayé de rappeler les différents types de maladies familiales du système moteur actuellement décrits, mais le point sur lequel nous croyons devoir insister en terminant, c'est que les *formes de transition* sont nombreuses. Non seulement l'hérédité n'est pas toujours similaire, mais on se trouve souvent en présence de formes cliniques intermédiaires aux formes jusqu'à présent décrites. Certes il existe des exemples typiques de myopathie progressive, de maladie de Friedreich, de diplégie cérébrale, mais à côté de ces cas combien de formes insidieuses devant lesquelles on hésite, à bon droit, à formuler un diagnostic précis.

Nous citerons comme exemple l'intéressante observation de Pauly et Bonne [2]. Ces auteurs, en l'absence de constatations anatomiques, préfèrent considérer la maladie qu'ils ont observée chez trois frères comme « une forme de transition entre l'hérédo-ataxie cérébelleuse et les observations dont les symptômes semblent résulter d'une part plus large faite, dans le processus anatomique, aux lésions du système pyramidal ».

Strumpell [3] pense également que si les types en clinique sont nécessaires pour l'étude, il faut admettre tous les intermédiaires.

Jendrassik [4] dit que l'on peut trouver divers types qui établis-

<hr>

[1] RAYMOND. *Leçons cliniques*, 1896, p. 544.

[2] PAULY et BONNE. *Loc. cit.*

[3] STRUMPELL. Des affections systématiques primitives des centres nerveux. 65° *Congrès des médecins allemands* à Nuremberg, septembre 1893.

[4] JENDRASSIK. *Deut. Archic. f. klin. Med.*, 1897.

sent toutes les transitions allant de la forme de paralysie spastique jusqu'à l'hérédo-ataxie cérébelleuse de Marie et à la maladie de Friedreich.

P. Londe[1] fait remarquer avec raison que les types morbides familiaux sont bien plus variés et moins bien définis que les types communs à l'espèce entière. Les maladies de famille seraient des maladies d'essai de l'espèce.

Et de même que les symptômes sont parfois indécis, de même les lésions sont parfois diffuses. Il ne faut pas s'attendre à trouver dans chaque cas des lésions systématisées toujours identiques à elles-mêmes. Là encore, comme nous avons essayé de le démontrer, nous trouvons les mêmes formes de transition, les mêmes formes de passage.

[1] P. LONDE. Maladies familiales du système nerveux. *Annales de médecine*, 1895.

CHAPITRE II

La paraplégie spasmodique familiale.

§ 1. — Définition.

Sous le nom de *paraplégie spasmodique familiale* nous décrivons une affection qui atteint généralement plusieurs enfants d'une même famille, qui évolue cliniquement sous les traits du tabes dorsal spasmodique de Charcot avec tendance, dans certains cas, à verser dans la symptomatologie de la sclérose en plaques, et qui répond anatomiquement à une sclérose combinée primitive des cordons blancs de la moelle, d'essence héréditaire.

Telle est du moins la définition que nous proposons, tout en faisant remarquer qu'il est bien difficile de définir une maladie dont nous ne possédons qu'une seule autopsie authentique.

Le nom de paraplégie spasmodique familiale a été proposé par Strumpell.

Les observations de paraplégie spasmodique chez plusieurs membres d'une même famille, sont toutes de date récente. Mais il ne sera pas inutile d'indiquer quel était l'état des connaissances acquises sur la « *paraplégie spasmodique* » lorsque le caractère familial fut relevé dans un certain nombre d'observations.

C'est en 1875 que, presqu'en même temps Charcot [1] et Erb [2], le premier sous le nom de « *tabes dorsal spasmodique* », le second sous le nom de « *paralysie spinale spastique* », décrivirent une affection caractérisée par une parésie motrice des membres inférieurs avec contracture des muscles paralysés, exagération des réflexes tendineux et clonus du pied. Or, on savait déjà à cette époque que ces mêmes symptômes : parésie motrice, contracture, exagération des réflexes tendineux, se montrent lorsque les cordons latéraux sont envahis par une dégénérescence secondaire. Il était donc logique de se demander si la maladie que l'on avait devant les yeux n'était pas l'expression d'une sclérose primitive des cordons latéraux.

Pour Charcot le tabes dorsal spasmodique était une affection spinale particulière, « foncièrement distincte de toutes les autres formes de la myélite chronique... et il est possible, dit Charcot, que conformément à une remarque faite par M. Erb, l'altération spinale en question ne soit autre que la lésion systématique décrite pour la première fois par Turck et que j'ai fait connaître à mon tour depuis longtemps sous le nom de sclérose symétrique et primitive des faisceaux latéraux de la moelle épinière ». Cependant les observations sur lesquelles on s'appuyait pour admettre la sclérose primitive des faisceaux latéraux étaient anciennes et Charcot ajoute : « qu'il sera prudent d'attendre le contrôle de nouvelles autopsies avant de se décider à dénommer la maladie, d'après le caractère anatomique ».

----

[1] CHARCOT. *Œuvres complètes*, 1885, p. 301.
[2] ERB. *Berlin. klin. Woch.*, n° 26, 1875.

Ces réserves se sont trouvées justifiées. M. le professeur Raymond [1] qui dans ses leçons est revenu à différentes reprises sur cette question a, le premier, démontré que, jusqu'à présent du moins, il n'existe *aucune autopsie de sclérose primitive et isolée des faisceaux pyramidaux*, que le tabes dorsal spasmodique n'est *pas une entité morbide*, mais peut-être l'expression clinique d'affections très différentes telles que : « la sclérose en plaques fruste ; l'hydrocéphalie ; les tumeurs de l'encéphale ; la myélite diffuse à fausse systématisation ; la myélite transverse ; la syringomyélie ; la sclérose latérale amyotrophique ; la syphilis des centres nerveux ; l'hystérie (contractures hystériques) ; enfin certaines formes de scléroses systématiques combinées ». Discutant les autopsies de tabes spasmodique publiées, M. Raymond a montré que tantôt les cordons latéraux avaient été trouvés sains ; tantôt qu'ils étaient le siège de dégénérescences scléreuses mais secondaires consécutives à une autre lésion, et que dans d'autres cas cette dégénérescence des cordons latéraux n'était en quelque sorte qu'un fragment d'une lésion plus complexe (sclérose en plaques, sclérose combinée, etc.).

Plus récemment, M. Lapinsky [2] a publié deux nouveaux cas de tabes spasmodique à l'autopsie desquels on a trouvé une sclérose en plaques, et l'auteur indique les différentes causes qui peuvent produire le syndrome tabes spasmodique.

Par contre, dans un travail paru en 1893, un élève de Erb, M. Schule [3] a revendiqué de nouveau pour la paralysie spinale spastique une existence autonome et qui anatomiquement serait due à une altération primitive des faisceaux pyramidaux. Mais il range également dans le même groupe les cas où, en même temps qu'une lésion des faisceaux pyramidaux, on trouve une dégénération des faisceaux de Goll, et de Burdach et du faisceau cérébelleux direct, c'est-à-dire une affection systématique combinée. En effet, et nous reviendrons plus loin sur ce sujet, le tabes spasmodique peut être l'expression clinique d'une sclérose combinée primitive de la moelle.

---

[1] RAYMOND. *Dictionnaire encyclopédique*, art. Tabes spasmodique (1885). *Maladies systématiques de la moelle*, 1894. — *Leçons cliniques*, 1896, p. 507.

[2] LAPINSKY. *Zeit. f. klin. Med.*, 1895.

[3] SCHULE. La question de la paralysie spinale spasmodique. *Deut. Zeit. f. Nervenheilkunde*, 1893.

A côté de ces faits isolés, on commençait à mieux connaître les maladies héréditaires et familiales et c'est en 1880 que nous relevons la première observation de *paraplégie spasmodique familiale*. Cette observation est due à Strumpell[1]. Dans un premier mémoire Strumpell, étudiant les différentes maladies qui peuvent donner lieu au tableau de la paralysie spinale spastique, rapporte l'observation de deux frères, Gaum, qui tous deux avaient été atteints assez tardivement d'une affection évoluant chez le cadet sous les traits de la paraplégie spasmodique pure, chez l'aîné se rapprochant davantage de la sclérose en plaques. Strumpell penchait pour ce dernier diagnostic mais il n'osait affirmer l'origine spinale de l'affection. Il faisait remarquer que l'origine pouvait être cérébrale, comme dans le cas de Schultz (*Deut. Arch. f. klin. Med.*, Bd XXIII) où le diagnostic posé avait été paralysie spastique et où à l'autopsie on avait trouvé une hydrocéphalie.

Le second des malades de Strumpell[2], mourut quelques années plus tard et dans un second mémoire, paru en 1887, l'auteur a publié tout au long le résultat de l'autopsie ; il s'agissait d'une *sclérose combinée primitive* des faisceaux pyramidaux, cérébelleux direct et de Goll. C'est la seule autopsie de paraplégie spasmodique ayant présenté le caractère familial, que nous possédions.

Pour Strumpell les lésions trouvées devaient résulter d'une condition héréditaire défectueuse de quelques faisceaux, qui conduisait à une annihilation précoce et à une atrophie.

A ce propos, Strumpell rappelle les deux observations de sclérose combinée déjà publiées par lui (*Arch. f. Psych.*, Bd XI) et considère comme analogues les cas non familiaux de Jubineau (Th. Paris, 1883), de Minkowski (*Deut. Arch. f. k. Med.*, Bd XXXIV), de Babesiu (*Virchow's Archiv*, Bd 76), de Sioli (*Arch. f. Psychiat.*, Bd XI), de Raymond (*Arch. de physiologie*, 1882), de Mader (*Wien. med. Blätter*, 1883) et enfin de Westphal (*Arch. f. Psych.*, Bd XV). Nous ne pouvons entreprendre ici la discussion de ces cas. Leur signification n'a pas été acceptée la même par les différents auteurs et nous rappellerons seulement la conclusion de Strumpell qui

---

[1] Strumpell. *Arch. f. Psych.*, Bd X, p. 711.
[2] Strumpell. *Arch. f. Psych.*, Bd XVII, H. 1.

termine en disant que la forme spastique d'une affection systématique combinée lui semble nettement établie.

Naef [1] en 1885 a consacré un important travail à l'étude des paralysies spastiques de l'enfance. Naef admet qu'il existe des dégénérescences secondaires des faisceaux pyramidaux, lorsque la voie pyramidale est lésée soit à son origine, soit sur une partie de son trajet, mais qu'il existe aussi des cas où la lésion des faisceaux pyramidaux est primitive, la voie supérieure restant intacte. C'est dans ce groupe qu'il place une observation personnelle, dans laquelle trois frères sont atteints de paralysie spastique. A ce sujet l'auteur rappelle l'observation 9, de Little, dans laquelle un frère du malade présente une contracture de la jambe et de la cuisse, et aussi l'observation 27 également de Little dans laquelle un cousin du patient avait la même affection.

Bernhardt [2] (1891) a rapporté l'histoire d'une famille, où sur 8 enfants, 4 garçons furent atteints après la 30⁰ année de paraplégie spasmodique typique; 2 garçons étaient morts avant 30 ans et une sœur semble avoir eu la même affection.

L'auteur fait rentrer ces cas dans la sclérose en plaques fruste, parce que chez l'un des malades il nota du nystagmus et de la dysarthrie, signes qui permettaient de supposer l'envahissement du bulbe, de la protubérance et peut-être du cerveau. Nous ne croyons pas que ces signes soient suffisants pour éliminer l'origine spinale de l'affection, et Strumpell considère le cas de Bernhardt comme analogue aux siens. Telle est également l'opinion de M. le professeur Raymond et de Souques.

Kraft-Ebing [3], en 1892, présenta à la Société de médecine de Vienne 3 jeunes malades frère et sœurs. Il avait posé le diagnostic de paralysie spinale spasmodique due à un arrêt de développement, tout en faisant des réserves sur la possibilité d'une hydromyélie centrale. Le diagnostic fut discuté, mais les symptômes sont ceux de l'affection que nous étudions.

[1] NAEF. *Des paralysies spastiques de l'enfance*. Th. Zurich, 1885.

[2] BERNHARDT. Contribution à l'étude des maladies familiales du système nerveux central. *Virchow's Arch. f. pathol. Anat.*, 1891, Bd 126, p. 59.

[3] KRAFT-EBING. Familiare spastische spinall-paralyse. *Wien. klin. Woch.*, 1892, p. 27.

Il en est de même pour l'exemple rapporté par Tooth [1].

En 1893, Strumpell [2] a ajouté un nouvel exemple à ceux qu'il avait déjà publiés. Il s'agit, dans cette observation, d'un homme de 61 ans, qui depuis l'âge de 27 ans présentait les signes d'une paraplégie spasmodique. Un frère, le père, le grand-père, deux oncles paternels étaient atteints de la même affection. Strumpell pense qu'il s'agit d'une affection systématique primitive des faisceaux pyramidaux, qu'il faut distinguer des paralysies spasmodiques cérébrales de l'enfance. Dans cette dernière forme, qui débute dans les premières années de la vie ou à la naissance et qui s'accompagne de troubles de l'intelligence, il s'agirait d'une agénésie des faisceaux pyramidaux ou de leurs centres. Ces paralysies cérébrales peuvent survenir chez plusieurs frères et sœurs et il y a alors parenté de l'affection avec la paraplégie spasmodique d'origine spinale, car il s'agit dans les deux cas d'un vice de développement. Voici les conclusions apportées par Strumpell :

1° Sous l'influence d'une malformation congénitale se développe une dégénérescence systématique primitive des faisceaux pyramidaux de la moelle à marche lente.

2° Cette lésion est en général familiale et en apparence plus fréquente chez les hommes.

3° Les premiers signes de la maladie commencent le plus souvent entre 20 et 30 ans, sous forme de troubles moteurs spasmodiques des extrémités inférieures. (Nous verrons que la maladie débute généralement plus tôt.)

4° La maladie aboutit généralement à une véritable paraplégie spasmodique. Les segments des faisceaux pyramidaux qui répondent aux extrémités supérieures, à la langue, aux lèvres, sont atteints plus tard et plus rarement que le segment qui répond aux membres inférieurs.

5° En général les lésions des faisceaux pyramidaux paraissent s'associer à une dégénérescence légère d'autres systèmes (faisceau cérébelleux, faisceau de Goll). Au point de vue clinique, les troubles

[1] TOOTH. Hereditary spastic paraplegic. *Saint-Barth. Hosp. rep.*, vol. XXVII, p. 14.

[2] STRUMPELL. Sur la paralysie spinale spasmodique héréditaire. *Deut. Zeit. f. Nervenh.*, 1893.

du sens thermique et les troubles vésiceux très faibles, sont des preuves de ces associations possibles.

Erb [1] au sujet d'un nouveau cas familial observé par cet auteur, a consacré une intéressante monographie à la paraplégie spasmodique et à côté de l'origine cérébrale admet l'origine spinale primitive de l'affection.

Souques [2] a également publié en 1895 une nouvelle observation et a étudié dans une excellente revue critique les exemples déjà publiés. Les malades de Souques ont également fait l'objet d'une leçon clinique de M. le professeur Raymond.

Puis viennent par ordre de date, les observations de Melotti et Cantalamessa [3], de Kojevnikoff [4] et une nouvelle intéressante observation de Raymond et Souques [5] ayant trait à 2 sœurs que nous avons pu observer, à notre tour, dans le service de la clinique. L'évolution présentée par la maladie est des plus instructives : nous rapporterons l'état actuel à la suite de l'observation publiée en 1896. Dans le même travail, les auteurs indiquaient les éléments du diagnostic, ainsi que la théorie pathogénique qui leur semblait la plus vraisemblable.

Depuis cet important mémoire, de nouvelles observations ont été publiées par Hochhaus [6], qui admet également une dégénération des faisceaux pyramidaux dans leur segment inférieur, dégénération résultant d'un développement congénitalement défectueux et sur la nature duquel on ne peut rien dire de plus exact; par Achard et Fresson [7], par Duchateau [8], qui étudie les rapports de la

[1] ERB. Paralysie spastique spinale héréditaire. *Deut. Zeit. f. Nervenh.*, VI, t. I et II.

[2] SOUQUES. Contribution à l'étude de la forme familiale de la paraplégie spasmodique spinale. *Revue neurologique*, 1895, n° 1.

[3] MELOTTI et CANTALAMESSA. Paraplégie spasmodique familiale. *Soc. medico-chirurgica di Bologna*, 15 février 1895.

[4] KOJEVNIKOFF. Diplégie spastique progressive familiale. *Revue de médecine russe*, 1895, n° 4.

[5] RAYMOND et SOUQUES. Paraplégie spasmodique familiale. *Presse médicale*, novembre 1896, n° 90.

[6] HOCHHAUS. Sur la paralysie spinale d'origine cérébrale. *Deut. Zeit. f. Nerren.*, vol. 9, p. 291.

[7] ACHARD et FRESSON. Paraplégie spasmodique familiale. *Gazette hebdomadaire*, 1896, n° 103.

[8] DUCHATEAU. Contribution à l'étude de la rigidité spinale et spasmodique. *Ann. et Bull. de la Soc. de méd. de Gand*, 1896.

paraplégie familiale avec la maladie de Little ; et enfin par le professeur Jendrassik [1], de Budapesth.

Dans un intéressant travail le professeur Jendrassik a rapporté l'observation de trois familles dans chacune desquelles on observe plusieurs exemples de paraplégie spasmodique. L'auteur insiste à juste titre sur certaines particularités étiologiques, sur les symptômes oculaires présentés par ses malades, et sur la difficulté du diagnostic anatomique. Il pense que ces états résultent de dégénérations combinées de divers systèmes nerveux, mais il admet que ces dégénérations fasciculaires relèvent de l'atrophie primitive des cellules nerveuses. C'était là du reste l'opinion émise par Raymond et Souques dans leur dernier mémoire.

Un des malades de la deuxième famille observée par Jendrassik présentait une intelligence peu développée, et pour cette raison il est permis d'élever des doutes sur l'origine primitivement spinale de l'affection. Cependant la sœur du malade, également atteinte de paraplégie spasmodique, avait une intelligence normale et nous ne croyons pas devoir distraire ce cas de ceux publiés par l'auteur.

Telles sont les observations que nous avons relevées dans la littérature médicale. Elles sont au nombre de 17. Nous n'avons recueilli que les cas qui nous ont paru présenter entre eux assez d'analogies pour pouvoir former un groupe distinct et autonome. C'est pourquoi nous classons à part les cas *plus douteux* de Pribram [2] et de Gabbi [3].

Quelques auteurs, Erb, Duchateau, Hochhaus, entre autres, font rentrer, peut-être avec raison, les deux observations de Newmark [4] dans le cadre de la paraplégie spasmodique familiale. Si nous avons classé ces deux observations dans les cas plus douteux quant à l'origine spinale de l'affection, c'est uniquement parce que l'auteur avait admis l'origine cérébrale de la maladie dans ses deux observations.

[1] JENDRASSIK. Sur la paralysie spastique et les affections héréditaires en général. *Deut. Arch. f. klin. Med.*, 1897, Bd 58, p. 138.

[2] PRIBRAM. Association de psychiatrie et de neurologie de Vienne, réunie à Prague. *Neur. Centralb.*, 1895.

[3] GABBI. Contribution clinique à l'étude des paralysies spasmodiques de l'enance. *Il Policlinico*, 1896.

[4] LEO NEWMARK. Contribution à l'étude d'une forme familiale de paraplégie spasmodique. *American Journ of the medical sciences*, avril 1893, n° 252.

Nous avons éliminé les observations dans lesquelles on notait la naissance avant terme ou l'accouchement laborieux ou l'asphyxie des nouveau-nés, ainsi que les cas où la syphilis héréditaire pouvait être mise en jeu.

Aux observations précédentes nous ajoutons un nouvel exemple personnel de paraplégie spasmodique familiale. Nous y joignons deux autres cas où la maladie n'a frappé qu'un seul enfant, mais qui nous paraissent cependant reconnaître une origine spinale primitive.

A la suite de ces observations nous rapporterons les cas plus douteux, quant à l'origine spinale, de Newmark, de Pribram et de Gabbi, ainsi que deux autres observations personnelles.

Nous citerons le cas de Higier [1] comme *intermédiaire* à la paraplégie spasmodique familiale et aux *diplégies cérébrales* et le cas de Pauly et Bonne [2] comme intermédiaire à la paraplégie spasmodique et à l'*hérédo-ataxie cérébelleuse*.

Enfin nous devons à l'extrême bienveillance de M. Gilles de la Tourette d'avoir pu observer dans son service de l'hôpital Saint-Antoine une jeune femme, qui après avoir présenté une démarche titubante est atteinte actuellement de paraplégie spasmodique typique avec raideur et maladresse des membres supérieurs, troubles de la parole et nystagmus. La mère, le grand-père maternel, et un frère de celui-ci avaient présenté les mêmes symptômes.

M. Gilles de la Tourette a bien voulu nous permettre de recueillir et de publier cette observation, que nous n'osons pas considérer comme un exemple typique de paraplégie spasmodique familiale, à cause de la démarche ébrieuse présentée par la malade, mais que nous n'hésitons pas à rapprocher de la forme observée par MM. Pauly et Bonne.

[1] HIGIER. Sur une forme rare de maladie héréditaire et familiale du cerveau et de la moelle. *Deut. Zeit. f. Nerv.*, 1896, vol. 9.

[2] PAULY et BONNE. Maladie familiale à symptômes cérébello-médullaires. *Revue de médecine*, 10 mars 1897.

L'hérédité domine l'étiologie des paraplégies familiales. Mais l'hérédité doit être entendue ici dans son sens le plus large. *L'hérédité n'est pas homologue* et il est rare de voir les parents atteints de l'affection présentée par leurs enfants, de même certains malades ont des enfants sains (obs. IV). Cependant dans un cas de Strumpell ayant trait à un homme de 61 ans, on note que le grand-père paternel, le père, deux oncles paternels, un frère sont atteints de la même maladie (ob. IX). Dans le cas de Melotti et Cantalamessa une aïeule maternelle avait présenté les mêmes symptômes (obs. XII).

Mais si l'hérédité n'est pas homologue, il n'en est pas moins évident que l'affection résulte d'un *vice de développement ou d'évolution* d'origine héréditaire.

Si nous ne sommes nullement fixés sur la nature intime, sur le processus de ces véritables malformations, nous savons du moins les causes générales de la déchéance physique qui explique ces tares héréditaires.

C'est ainsi que par de patientes recherches on trouvera souvent chez les ascendants des *manifestations nerveuses* et particulièrement *l'hystérie, l'épilepsie* ou la *folie.*

Dans notre première observation — pour n'envisager que les cas qui nous sont personnels — nous notons que la mère de notre malade est extrêmement impressionnable : elle a depuis longtemps un tremblement des mains et de l'agoraphie. Le père est un alcoolique, actuellement en prison pour tentatives de viol sur de jeunes fillettes ; une tante maternelle est aliénée. Voilà le terrain.

Dans notre observation II, la grand'mère était vraisemblablement hystérique, la mère est sûrement épileptique, le père est très nerveux. Dans notre observation XXI la mère est atteinte de chorée chronique ; on pourrait multiplier les exemples.

Il faut citer encore les causes d'ordre plus général : C'est ainsi que la *consanguinité des parents* est assez souvent notée (obs. V, X, XVIII, XIX et XX). Freud a insisté sur cette cause étiologique dans l'étude des diplégies cérébrales. *L'alcoolisme* joue un rôle indéniable. Souques (obs. XIV) a expressément noté que les enfants qu'il avait observés avaient été conçus pendant l'ivresse du père, cet homme ne pouvant se livrer au coït qu'étant ivre.

La *syphilis* est, elle aussi, une cause fréquente de déchéance physique. On sait les troubles qu'elle engendre du côté du système nerveux. L'hérédo-syphilis peut agir directement, en déterminant des gommes ou des artérites syphilitiques ; mais ces faits ne rentrent pas dans ceux que nous étudions. Nous ne considérons ici la syphilis que comme cause d'ordre général, au même titre que les autres infections ou intoxications. On sait aussi que dans bon nombre d'observations de malformations congénitales on relève la syphilis comme antécédent héréditaire : la malformation dans ce cas n'est pas un accident syphilitique, mais para-syphilitique.

On sait la féquence de *l'arthritisme* dans les antécédents des maladies nerveuses.

Mais nous devons aussi reconnaître que dans un certain nombre de cas on ne relève aucune tare névropathique ou autre, du côté des ascendants et que dans ces cas la cause nous échappe complètement.

La paraplégie familiale se rencontre à peu près également chez les garçons et chez les filles. Le *sexe* ne paraît pas avoir d'influence. Dans les 20 familles observées nous trouvons 25 garçons et 20 filles.

L'âge du début est très variable. C'est ainsi que dans une observation de Strumpell (obs. IV) les troubles de la marche étaient apparus à 56 ans chez le frère aîné et à 37 ans chez le cadet. Par contre, les malades de Achard et Fresson (obs. XVI) semblaient avoir toujours mal marché.

Le plus souvent les premiers symptômes apparaissent *entre 8 et 15 ans*. Il en est ainsi pour 16 des malades étudiés. Dans 36 cas le début de l'affection a eu lieu avant la quinzième année. Mais si l'âge du début varie beaucoup d'une famille à l'autre, il faut noter, comme le fait justement remarquer Jendrassik, que cette date est à peu près la même pour les membres de la même famille. C'est ainsi que chez les trois malades de notre observation I l'affection a débuté aux environs de la dixième année. De même pour les observations de Hochhaus (obs. XV) et de Kojevnikoff (obs. XIII) et de Erb (obs. X).

Les causes relevées dans les antécédents personnels ne doivent être considérées, croyons-nous, que comme *causes occasionnelles*. C'est dire que ces causes, le plus souvent banales, ne seraient pas suffisantes pour expliquer, par elles-mêmes, le processus pathologique observé chez les malades. Mais, ces réserves faites, il faut reconnaître que dans certains cas, elles semblent avoir marqué le début des accidents.

C'est à ce titre que les *maladies infectieuses* (variole, rougeole, scarlatine, grippe) sont notées dans quelques observations peu de temps avant le début des accidents. Dans l'observation VII de Kraft-Ebing nous voyons les premiers symptômes apparaître à 5 ans chez une fillette à la suite de la rougeole. Chez un malade de Tooth (obs. VIII) âgé de 13 ans, les troubles de la marche étaient apparus à 3 ans à la suite d'une scarlatine. Chez les deux enfants observés par Souques (obs. XI) l'affection avait débuté à 3 ans chez le premier à la suite d'une rougeole et s'étaient accusés plus nettemeet à 4 ans à la suite d'une variole légère ; chez le frère âgé de 5 ans les troubles étaient venus à la suite d'une maladie fébrile de caractère indéterminé.

De même chez l'une des malades de Achard et Fresson (obs. XVI) le début s'était fait à la suite d'une variole légère, et chez la sœur à la suite d'une maladie fébrile non déterminée.

Le *traumatisme* est noté dans 3 observations. Le malade dont Strumpell a rapporté l'histoire clinique et plus tard l'autopsie était tombé dans un puits à l'âge de 37 ans, et depuis cette époque la paraplégie spasmodique était apparue progressivement. De même chez un des malades de Tooth (obs. VIII).

Notre observation III va nous permettre de constater chez le même sujet l'influence d'un traumatisme et ensuite d'une maladie infectieuse et de comprendre ainsi l'importance relative de ces causes occasionnelles. Un jeune garçon âgé de 7 ans, jusque-là bien portant, tombe de la hauteur du premier étage. On ne constate aucune lésion apparente après l'accident : ni paralysie, ni convulsions, rien en un mot. Mais un mois après l'accident, les troubles de la marche apparaissent insidieusement, d'abord très légers, qui s'accentuent ensuite peu à peu et on nous amène l'enfant en juin 1897, trois ans après l'accident ; nous constatons une paraplégie spasmodique au début avec exagération de réflexes, ébauche de trépidation spinale sans troubles de sensibilité ni des sphincters.

Dernièrement l'enfant a eu la grippe : pendant la convalescence la mère a remarqué que la raideur des jambes augmentait et nous a ramené l'enfant. Nous avons constaté que la contracture était plus marquée, que les troubles de la marche étaient beaucoup plus accentués et qu'enfin on provoquait facilement la trépidation spinale des deux côtés.

Il semble donc bien certain qu'une cause en apparence banale, soit cependant suffisante, dans certains cas, pour déterminer l'évolution du processus morbide. Mais ce qui prouve que ces causes ne sont pas essentielles, c'est que dans certains cas l'affection survient sans cause, sans qu'il soit possible de retrouver dans les antécédents, ni maladie fébrile, ni traumatisme physique ou moral. Tels les cas de Hochhaus (obs. XV) et de Kojevnikoff (obs. XIII).

Nous donnons, ci-après, le tableau des observations publiées. On trouvera, résumés, les renseignements les plus importants pour chaque malade : le sexe, l'âge, la date du début, les principaux symptômes observés, les antécédents héréditaires et personnels.

A. — Observations de paraplégie spasmodique familiale.

N^os d'ordre	Auteurs	Sexe	Age	Début	Principaux symptômes observés	Antécédents personnels	Antécédents héréditaires	Remarques
I	Obs. personnelle	F.	19 ans.	9 ans.	Paraplégie spasmodique. Pied bot (type de Friedreich). Tremblement des membres supérieurs. Décoloration de la papille.	....	*Mère* très nerveuse. Tremblement. Agoraphobie. *Père* alcoolique et débauché. Une *tante maternelle* est morte aliénée dans une maison de santé.	
		G.	12 —	10 —	Troubles de la marche. L'enfant tombe souvent.	Scarlatine à 8 ans............		
		F.	11 —	9 —	Troubles de la marche.			
II	Obs. personnelle	F.	16 —	7 —	Paraplégie spasmodique pure	Rougeole et coqueluche à 5 ans.	*Grand'mère maternelle* hystérique. *Mère* épileptique. *Père* très nerveux.	L'enfant est unique.
III	Obs. personnelle	G.	10 —	7 —	Paraplégie spasmodique pure.............	A 7 ans, traumatisme. Un mois après début des accidents. A 10 ans, grippe, les troubles s'accentuent.	Parents sains. Un *frère* de 18 ans a longtemps mal marché et a uriné au lit jusqu'à 16 ans. Une *sœur* très nerveuse. A en 2 crises d'hystérie.	
IV	Strumpell	H.	58 —	56 —	Paraplégie spasmodique. Tremblement des membres supérieurs et de la mâchoire inférieure.			
		H.	56 —	37 —	Paraplégie spasmodique pure............	A 37 ans, tombe dans un puits.	....	Le second malade mort en 1885. Sclérose combinée de la moelle.
V	Nary	G.	5 —	2 —	Paraplégie spasmodique pure.............	....	Parents consanguins............	Mort à 13 ans. Pas d'autopsie.
		G.	7 —	1	Présentait les mêmes symptômes.			
		G.	?	30 —	Un autre frère est mort après avoir eu les mêmes troubles. Pas d'autopsie.	....	....	L'auteur ne donne pas l'âge.
VI	Bernhardt	H.	46 —	37 —	Paraplégie spasmodique. Secousses fibrillaires du visage et de la langue. Embarras de la parole. Nystagmus.	....	Un 3ᵉ frère, mort à 61 ans, marchait mal.	
		H.	58 —	?	Paraplégie spasmodique pure....	....	Un autre *frère* avait une paralysie spastique. Une *sœur* semble également avoir été atteinte.	
VII	Kraft-Ebing	F.	11 —	5 —	Paraplégie spasmodique pure............	A 5 ans, rougeole. Début après.		
		G.	6 —	3 —	*Idem.*			
		F.	15 —	6 —	*Idem*...............	Pneumonie et rougeole à 11 ans. Depuis se développait mal.		

N° D'ORDRE	AUTEURS	SEXE	ÂGE	DÉBUT	PRINCIPAUX SYMPTÔMES OBSERVÉS	ANTÉCÉDENTS PERSONNELS	ANTÉCÉDENTS HÉRÉDITAIRES	REMARQUES
VIII	Tooth	G.	20 ans.	15 ans.	Paraplégie spasmodique. Légère incontinence d'urine.			
		G.	24 —	15 —	Paraplégie spasmodique pure...			
		G.	12 —	9 —	Paraplégie spasmodique. Pied équin. Marche lente. Rire involontaire. Sialorrhée. Faiblesse des sphincters.	A 15 ans accident, début après.		
		G.	13 —	3 —	Paraplégie spasmodique. Genu valgum. Faiblesse des sphincters. Bégaiement.	A 3 ans scarlatine, début après.		
IX	Strumpell	H.	61 —	27 —	Paraplégie spasmodique pure. Pied varus équin, 1re phalange en extension ; dernières phalanges en flexion. Quelques troubles du sens thermique.		Le grand-père paternel, le père, 2 oncles paternels, un frère également atteints.	
X	Enn	F.	12 —	4 —	Paraplégie spasmodique pure...			
		F.	10 —	4 —	Idem.		Parents consanguins.	
XI	Souques	F.	10 —	3 —	Paraplégie spasmodique pure...	Rougeole à 3 ans 1/2. Variole légère à 4 ans. Les troubles se sont accentués après chaque maladie.	Un oncle maternel est aliéné.	
		G.	7 —	5 —	Idem...	Maladie fébrile avant le début.		
XII	Melotti et Cantala-messa.	G.	41 —	34 —	Paraplégie spasmodique pure...	Marchait mal depuis sa naissance.	Une *aïeule maternelle* avait présenté les mêmes symptômes.	
		F.	42 —	40 —	Idem...	Début à la suite de l'influenza.	La mère est très nerveuse.	
		G.	40 —	20 —	Idem...		*Une sœur* des malades morte à 35 ans d'influenza avait des troubles de la marche.	
XIII	Kojevnikoff	F.	17 —	7 —	Paraplégie spasmodique. Les muscles du tronc et des bras sont contracturés.			
		F.	9 —	7 —	Paraplégie spasmodique pure...		La famille comprend onze enfants. 9 sont sains.	
XIV	Raymond et Souques	F.	19 —	9 —	Paraplégie spasmodique avec attitude très vicieuse. Le tronc et les membres supérieurs sont raides. Tremblement intentionnel.			
		F.	15 —	12 —	Paraplégie spasmodique. Pied bot du type de Friedreich. Les membres supérieurs commencent à être pris. Torticolis chronique.		Les enfants ont été conçus pendant l'ivresse du père.	
XV	Hochhaus	F.	21 —	2 —	Paraplégie spasmodique pure...		Un frère de 17 ans est bien portant.	
		G.	13 —	2 —	Idem.		Les parents sont sains.	
		G.	8 —	2 —	Idem.			

N° D'ORDRE	AUTEURS	SEXE	AGE	DÉBUT	PRINCIPAUX SYMPTÔMES OBSERVÉS	ANTÉCÉDENTS PERSONNELS	ANTÉCÉDENTS HÉRÉDITAIRES	REMARQUES
XVI....	ACHARD et FRESSON..	F.	17 ans.	16 mois.	Paraplégie spasmodique pure.............	Début après maladie fébrile. ..	Parents sains.	
		F.	27 —	1 an.	*Idem*....................	Début après variole légère.....	5 frères et sœurs sont morts jeunes de causes accidentelles. Une *sœur* est *épileptique*.	
XVII...	DUCHATEAU..........	G.	8 —	5 —	Dans les trois cas en plus de la paraplégie spasmodique on observe des spasmes musculaires de la face et quelques troubles des sphincters. Les membres supérieurs sont raides.	Début à la suite de maladie infectieuse.		
		G	6 —	4 —				
		G.	4 —	3 —		Malformation congénitale de la main gauche.	Un 4e enfant marche mal.	
XVIII..	JENDRASSIK.........	F.	5 —	3 —	Paraplégie spasmodique pure............	....	Consanguinité des arrière-grands-parents.	
		G.	8 —	2 —	Marche mal. Réflexes exagérés...........	....	La grand'mère maternelle et la mère marchent mal.	
XIX....	JENDRASSIK..........	G.	12 —	8 —	Paraplégie spasmodique. Pied bot. Troubles oculaires (strabisme, nystagmus, papilles décolorées). Bradylalie. Intelligence rétrécie.	....	Les grands-parents sont consanguins à un degré très rapproché.	
		F.	8 —	6 —	Mêmes symptômes sauf les troubles de l'intelligence.	....	4 frères et sœurs sains.	
XX....	JENDRASSIK..........	F.	18 —	10 —	Paraplégie spasmodique et troubles oculaires (strabisme, nystagmus et atrophie optique).	Les symptômes se sont accusés à la suite d'une scarlatine.	Les parents sont cousins germains.	
		F.	10 —	9 —	Mêmes sympt... pte..................	....	2 frère et sœur sains ; cependant le frère a une intelligence peu développée.	

B. — Observations dans lesquelles l'origine spinale de l'affection est douteuse.

N° D'ORDRE	AUTEURS	SEXE	AGE	DÉBUT	PRINCIPAUX SYMPTÔMES OBSERVÉS	ANTÉCÉDENTS PERSONNELS	ANTÉCÉDENTS HÉRÉDITAIRES	REMARQUES
XXI....	Obs. personnelle.;......	F.	10.1/2	8 —	Paraplégie spasmodique pure.............	Convulsions à 4 ans...........	La mère est atteinte de chorée chronique.	
		G.	......	......	Cet enfant est mort à 4 ans, après avoir présenté une contracture de la jambe gauche.	Convulsions dans l'enfance.		
XXII...	Obs. personnelle.......	G.	13 —	4 —	Troubles de la marche................	....	Troubles de la marche chez la mère.	
XXIII..	NEWMARK.	F.	15 —	dès l'enfance.	Paraplégie spasmodique................	....	La mère et une sœur ont des réflexes forts.	
		G.	5 —		*Idem*................	....	Un fils de cette sœur a une double hémiplégie spasmodique.	

N° d'ordre	Auteurs	Sexe	Age	Début	Principaux symptômes observés	Antécédents personnels	Antécédents héréditaires	Remarques
XXIV	Newmark	G. G. G.	16 ans. 14 — 13 —	14 ans. 7 ½ 9 —	Paraplégique spasmodique pure......... Idem..................... Idem.....................	....	Trois autres frères et sœurs présentent de l'exagération des réflexes.	L'auteur penche pour l'origine cérébrale dans les deux observations.
XXV	Pribram	G. G.	22 — Plus âgé	12 — 12 —	Paraplégie spasmodique. Lordose. Mêmes symptômes mais moins accusés.			
XXVI	Gabbi	G. G. G.		5 — 5 — 6 —	Paraplégie spasmodique................. Strabisme et troubles intellectuels.........	....	Famille chargée de tares névropathiques.	

C. — Observation intermédiaire aux diplégies cérébrales et à la paraplégie familiale.

N° d'ordre	Auteurs	Sexe	Age	Début	Principaux symptômes observés	Antécédents personnels	Antécédents héréditaires	Remarques
XXVII	Higier	F. F. F. F.	24 — 20 — 18 — 17 —	12 — 10 — 9 — 7 —	Les 4 enfants présentent les mêmes symptômes : paraplégie spasmodique, raideur des membres supérieurs. Bradylalie, strabisme et nystagmus, atrophie des nerfs optiques, troubles intellectuels, atrophie des bras.	Variole 1 an 1/2, avant le début. Pneumonie 6 ans avant......	3 autres sœurs sont bien portantes. 1 frère est mort de méningite....	

D. — Observations intermédiaires à l'hérédo-ataxie cérébelleuse et à la paraplégie familiale.

N° d'ordre	Auteurs	Sexe	Age	Début	Principaux symptômes observés	Antécédents personnels	Antécédents héréditaires	Remarques
XXVIII	Obs. personnelle (recueillie dans le service de M. Gilles de la Tourette).	F. F.	26 — 30 —	18 — 29 —	Titubation. Démarche ébrieuse, puis paraplégie spasmodique. Raideur des membres supérieurs. Parole presqu'inintelligible. Nystagmus. A 18 ans, s'est aperçue de quelques troubles de la marche qui se sont surtout manifestés depuis 1 an. Titubation dans la marche lorsqu'on ferme les yeux. Réflexes exagérés. Trépidation spinale.	.... Il y a 1 an 1/2, métrite qui a nécessité un curettage.	Le grand-père maternel, un de ses frères et une sœur, la mère et une de ses sœurs ont présenté les mêmes symptômes. 1 frère et trois sœurs plus jeunes ne présentent jusqu'ici rien d'anormal.	
XXIX	Pauly et Bonne	G. G. G.	26 — 23 — 10 —	13 — 15 — 8 —	Paraplégie spasmodique. Démarche titubante. Nystagmus. Paraplégie spasmodique, démarche ébrieuse. Nystagmus. Atrophie optique. Paraplégie spasmodique. Nystagmus......			

Paraplégie spasmodique avec exagération des réflexes et clonus du pied, sans troubles de sensibilité ni des sphincters, telle est dans certains cas, et résumée en quelques mots, toute la symptomatologie de l'affection qui nous occupe. Même lorsque d'autres symptômes viennent se surajouter, l'état spastique des membres inférieurs tient encore la première place. C'est donc par la description de cette paraplégie spasmodique que nous devons commencer et nous allons indiquer comment elle débute, quels sont ses caractères, et comment elle évolue.

Paraplégie spasmodique. — Tantôt après une maladie infectieuse, rougeole, scarlatine, tantôt sans cause connue, l'enfant commence à s'apercevoir que ses jambes sont lourdes, il se fatigue vite, il ne peut plus courir ou sauter comme les autres enfants. Il lui arrive de tomber souvent, surtout lorsqu'il est fatigué ou qu'il veut courir. Les parents, tout d'abord, accusent l'enfant de négligence et le traitent de paresseux, mais bientôt d'autres *troubles de la marche* plus significatifs se produisent, qui par leur répétition, doivent faire écarter toute idée de mauvaise volonté de la part de l'enfant. Ces troubles sont surtout évidents à la fin de la journée et surtout lorsque l'enfant a accompli une marche un peu fatigante. L'enfant *bute* souvent ; tant qu'il marche sur un terrain parfaitement uni, sur le parquet d'une chambre par exemple, tout va bien, mais s'il rencontre un sol inégal la pointe du pied traînant à terre bute et l'enfant manque de tomber. Dans d'autres cas, brusquement, l'enfant ressent une « *faiblesse dans les jambes* » qui plient, les pieds tournent en dedans et si l'enfant n'était retenu, il tomberait. Il s'agit là vraisemblablement de spasmes musculaires. La mère d'une de nos malades nous a raconté qu'elle était obligée de tenir sa fille par le bras en marchant, car ces faiblesses étaient si fréquentes que l'enfant serait tombée plusieurs fois dans une courte promenade, si sa mère ne l'avait soutenue. Ce signe est fréquent. Nous l'avons relevé dans nos observations person-nelles : il semble prévenir l'état spastique proprement dit.

En même temps les malades remarquent que leurs pieds ont une tendance *à se tourner*, le plus souvent en dedans : le poids du corps repose sur le bord externe et la chaussure est plus usée du côté externe. Parfois même on constate que la chaussure a dû être renforcée de ce côté. Il existe dans certains cas une laxité anormale de l'articulation tibio-tarsienne et le pied se tourne indifféremment en dehors ou en dedans (obs. II).

Notons encore que les malades ressentent parfois, lorsque le pied touche à terre, une trépidation dans tout le membre inférieur, trépi-dation qui s'étend parfois à tout le corps. Il s'agit là de *trépidation spinale spontanée*.

Souvent ces symptômes restent longtemps en l'état. La marche est gênée : les malades ne peuvent faire de longues courses, mais leur vie, leur travail, ne sont pas entravés et la santé générale demeure du reste excellente.

Mais peu à peu la contracture s'accentue et la marche, de plus en plus difficile, présente les caractères de la *démarche spasmodique*. Cette démarche, qui du reste se rencontre dans les différentes variétés de paraplégie spasmodique est ainsi décrite par Ollivier (d'Angers) cité par Charcot. « Chaque pied se détache avec peine du sol et dans l'effort que fait alors le malade pour le soulever entièrement et le porter en avant le tronc se renverse en arrière comme pour contre-balancer le poids du membre inférieur, qu'un tremblement involon-taire agite avant qu'il soit de nouveau appuyé sur le sol. Dans ces mouvements de progression, tantôt la pointe du pied est abaissée, et traîne plus ou moins contre terre avant de s'en détacher, tantôt elle est relevée brusquement en même temps que le pied est déjeté en dehors. »

Remarquons que ces signes sont souvent prédominants d'un côté : ils débutent assez souvent du *côté droit*.

Il n'existe *pas d'incoordination*. L'obscurité n'a pas d'influence sur la marche, on ne constate pas *le signe de Romberg non plus que l'ataxie statique*.

Il est inutile d'ajouter que tous les degrés peuvent être observés suivant le degré de la *contracture*.

Dans certains cas on constate seulement une certaine gêne, une certaine lenteur des mouvements ; dans d'autres, les mouvements actifs même minimes sont complètement impossibles.

Il en est de même pour les mouvements passifs provoqués, qui ne se font pas sans une certaine résistance de la part du malade. Les membres et les articulations sont raides, parfois même il faut déployer une certaine force pour vaincre la raideur des muscles. Plus rarement les membres sont dans un tel état de contracture qu'il est impossible de leur imprimer le moindre mouvement, pas plus qu'on ne pourrait plier une barre de fer.

Il faut remarquer, qu'au début tout au moins, la *force musculaire* est presqu'entièrement *conservée*. Les divers mouvements, du pied, de la jambe, de la cuisse s'exécutent avec leur force normale. Plus tard, l'étendue du mouvement se limite, non pas du fait d'une paralysie, mais à cause de la contracture de certains groupes musculaires. Comme dans la maladie de Little « les malades sont impotents au prorata de leur contracture » (Dejerine).

Comme on peut le prévoir, les membres inférieurs tendent peu à peu à prendre des positions vicieuses. La contracture frappant plus spécialement tel ou tel groupe musculaire, il va se produire des déformations, des *attitudes vicieuses* parfois minimes, parfois très accentuées. Là encore on pourra rencontrer tous les intermédiaires. Nous pouvons cependant ramener à quatre types les aspects le plus souvent observés.

1er TYPE. — Il existe un *pied bot varus équin* (fig. I). Le pied est tombant, la pointe tournée en dedans, le bord interne légèrement relevé. Nous retrouvons cet aspect dans nos observations II, III et XXI. C'est la malade de cette dernière observation qui a servi de modèle : Deux des malades de Duchateau (obs. XVII) présentent le même aspect. Parfois la déformation du pied est plus accentuée et l'on constate tous les caractères que l'on attribue à cette variété de *pied bot* que l'on rencontre si fréquemment dans la maladie *de Friedreich* (fig. II).

Le pied est plus court que normalement, l'avant-pied est large, tout l'organe prend un aspect « tassé » dans le sens antéro-postérieur. Si l'on examine le pied de profil, on constate qu'il est creusé à sa face

plantaire, tandis que sa face dorsale présente une saillie exagérée.
En outre, les orteils prennent la forme en griffe ; la première pha-
lange est en extension forcée, les deux dernières phalanges en flexion.
Seul le gros orteil reste en extension forcée.

Nous avons constaté ce pied bot dans deux cas, chez notre malade
de l'observation I qui a servi de modèle et chez une des malades de

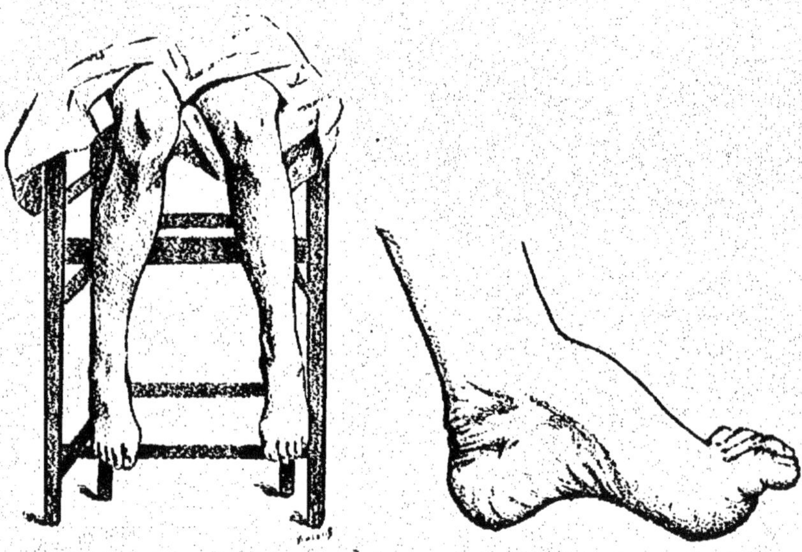

FIG. I et II.

Souques (obs. XIV) chez laquelle il existe un véritable pied bot de
Friedreich y compris l'hyperextension du gros orteil qui n'est pas
très marquée dans notre 1er cas. Le même aspect se retrouve aussi
dans la description du malade de Strumpell (obs. IX).

Dans ce premier type la marche n'est que gênée.

2e TYPE. — Le pied bot s'accompagne de *flexion des jambes* sur
les cuisses avec un certain degré de *contracture des muscles adducteurs* qui rapprochent les genoux. Nous avons là un tableau voisin
de celui que l'on observe communément dans les états décrits sous le

nom de maladie de Little (fig. III). Le malade étant couché, les jambes ne peuvent être mises dans l'extension et les genoux se trouvent soulevés au-dessus du lit. De plus, les genoux sont collés l'un contre l'autre ou tout au moins ne peuvent s'écarter que dans une faible

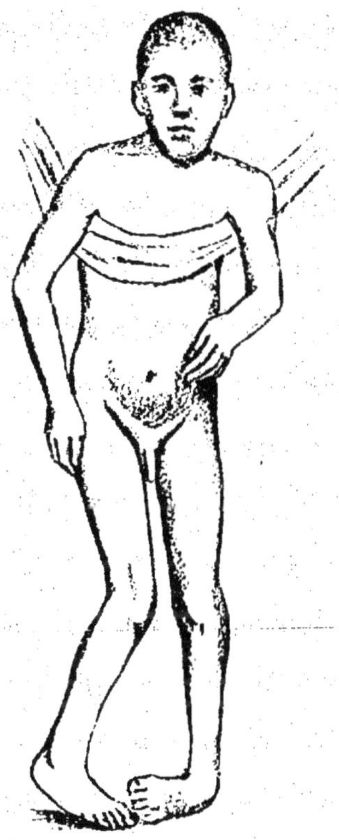

Fig. III.

étendue. La marche est difficile : cependant les malades, avec l'appui de cannes ou de béquilles, peuvent encore faire quelques pas. Cet aspect est celui d'un des malades de Jendrassik [1] (obs. XIX)

[1] MM. le professeur Jendrassik (de Buda-Pesth) et Duchateau (de Gand) ont bien voulu nous faire parvenir leurs travaux avec la reproduction des photographies de leurs malades. Nous les en remercions bien vivement.

et aussi des malades de Kojevnikoff (obs. XIII) dont on trouvera la photographie dans la *Revue neurologique*.

3ᵉ TYPE. — Il existe une flexion légère des jambes, sur les cuisses,

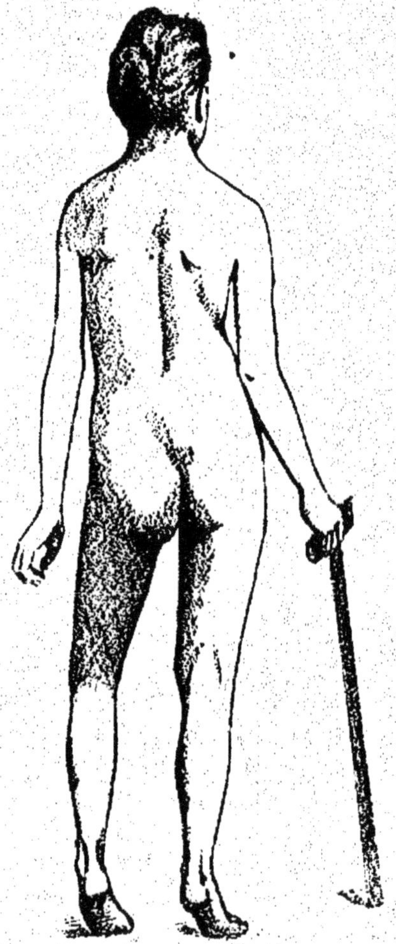

FIG. IV.

mais une flexion très marquée des pieds, de sorte que le pied, dans la marche, ne peut reposer que sur les orteils, le talon étant fortement relevé en haut et distant du sol de quelques centimètres. Parfois au bout de quelques secondes cet état spasmodique cesse en partie, les muscles se relâchent et le pied peut reposer à peu près complètement sur sa face plantaire : lorsque la contracture persiste les malades ne peuvent avancer qu'avec la plus grande difficulté. Dans les observations de Naef, de Kojevnikoff, de Achard et Fresson (obs. V, XIII et

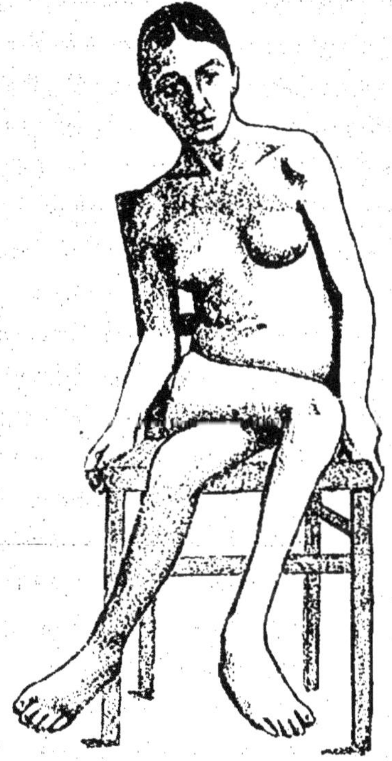

FIG. V.

XVI) il est dit que les malades marchent sur la pointe du pied, de même dans l'observation IV de Strumpell où le plus jeune des frères Gaum marchait sur les orteils. La plus jeune des malades de Raymond et Souques (obs. XIV) qui est encore à la clinique de la Salpêtrière, présente également cette attitude. Lorsqu'elle se lève du lit, les deux pieds reposent seulement sur leur partie antérieure, le talon est

distant du sol de 4 ou 5 centim.; au bout de quelques instants la contracture diminue et le pied peut reposer à plat; cependant du côté
gauche le talon n'arrive jamais à toucher à terre (fig. IV).

4° TYPE. — Les membres inférieurs sont devenus absolument
raides, aucun mouvement ni actif ni passif n'est possible. L'attitude
vicieuse est poussée à un degré extrême. Nous pouvons prendre comme
exemple le tableau que Raymond et Souques tracent de l'aînée de
leurs malades (obs. XIV) : « Les jambes sont fléchies sur les cuisses
et les cuisses sur l'abdomen. Les membres sont en adduction extrême,
la cuisse droite chevauche sur la gauche comme si la malade croisait
les genoux. » L'état est actuellement le même : l'écartement des
pieds est encore plus grand, le pied gauche étant à droite et le droit
à gauche (fig. V).

On conçoit les conséquences de pareilles difformités, non seulement
les malades ne peuvent ni marcher, ni même remuer, mais encore il
devient difficile, presqu'impossible de les faire uriner proprement et
aussi de les nettoyer convenablement.

Dans certains cas la contracture ne reste pas limitée aux membres
inférieurs : elle envahit le *tronc*, les *membres supérieurs*, le *cou*.
La raideur des membres supérieurs est notée dans un certain nombre
d'observations. Chez une des malades de l'observation XIV il existe
un torticolis musculaire chronique. Lorsque les muscles de l'abdomen
(muscles gastrocnémiens) sont contracturés le tronc est un peu penché
en avant et les malades marchent tout d'une pièce et se redressent
difficilement.

La face est généralement respectée : cependant Bernhardt a constaté des contractions fibrillaires dans les muscles du visage et de la
langue, Duchateau a noté quelques spasmes musculaires de la face
et un malade de Strumpell présentait un tremblement de la tête.

Nulle part nous ne trouvons signalés les troubles de la déglutition,
sauf cependant, dans l'observation XVII de Duchateau.

Les *réflexes rotuliens* sont toujours *exagérés*. Les réflexes du
poignet et du coude sont parfois un peu forts; ils indiquent la contracture commençante du côté des membres supérieurs. Les réflexes
périostiques (tibia) ont été trouvés exagérés.

La *trépidation spinale*, provoquée, le clonus du pied s'observent
dans la plupart des cas.

Cependant lorsque l'affection est au début, la trépidation spinale peut manquer ou n'être qu'ébauchée : mais elle fait son apparition avec les progrès de la maladie (obs. III).

Parfois aussi lorsque la contracture est très marquée on n'obtient pas la trépidation spinale (obs. XIV). Dans certains cas on décèlera plus facilement la trépidation spinale lorsque le malade sera fatigué, ou bien encore lorsqu'on aura percuté le tendon rotulien à différentes reprises.

On ne constate *aucune modification des réactions électriques*, tant du côté des muscles que du côté des nerfs. Duchateau (obs. XVII) a seulement noté une légère exagération de la contractilité au courant faradique. Dans la plupart des cas les réactions électriques sont normales.

D'une façon générale la *sensibilité est intacte*. Il n'y a ni douleurs ni troubles objectifs de la sensibilité. Parfois cependant les malades se plaignent de fatigue dans les jambes et d'une sensation de constriction autour des genoux (obs. I). Il n'est pas rare d'observer du reste des symptômes neurasthéniques surajoutés, et une de nos malades présente un point mammaire et un point crânien douloureux. Les vertiges qu'accusent certains malades reconnaissent peut-être aussi la même cause.

Dans toutes nos observations nous notons l'intégrité absolue de la sensibilité objective sous ses divers modes : tact, douleur, chaleur.

Une seule fois Strumpell a noté une légère thermo-anesthésie (obs. IX).

Le sens musculaire est conservé ainsi que le sens stéréognostic.

Les réflexes cutanés sont normaux.

Il n'existe *aucun trouble des sphincters*. La miction et la défécation sont de tout point normales et ces symptômes négatifs ont une grande importance pour le diagnostic.

Nous devons dire que Tooth (obs. VIII) et Duchateau (obs. XVII) ont noté une légère faiblesse des sphincters, mais outre que les troubles étaient peu marqués, c'est là une exception.

Les *troubles trophiques* n'existent pas à proprement parler. On ne constate ni atrophie musculaire, ni hypertrophie du tissu cellulaire sous-cutané. Les membres conservent leur forme normale : c'est à peine si on remarque un refroidissement assez marqué des extrémités inférieures avec teinte rougeâtre ou cyanosée des jambes et des pieds surtout lorsque ceux-ci sortent du lit pour poser à terre, et sudation exagérée du pied.

Le pied bot ne peut guère être considéré comme trouble trophique et la scoliose fait défaut. Nous ne la trouvons notée que dans l'observation de Souques (obs. XIV), mais l'auteur la considère comme une courbure de compensation consécutive à l'attitude extrêmement vicieuse des membres inférieurs.

Tel est l'ensemble symptomatique généralement très net que l'on peut observer dans la plupart des observations. Mais dans d'autres cas l'affection familiale qui évolue généralement sous les traits du tabes spasmodique « a tendance à verser dans la symptomatologie de la sclérose en plaques » (Raymond) [1]. Parfois ces symptômes surajoutés existent dès le début de l'affection, parfois ils surviennent plus tardivement. Il semblerait dans ces cas, que la maladie ait une évolution ascendante et qu'après avoir frappé les membres inférieurs elle envahisse les muscles du tronc et les membres supérieurs ; enfin dans un certain nombre de cas il existe des symptômes oculaires.

Membres supérieurs. — En plus de la *raideur* qui peut exister et que nous avons signalée plus haut, on peut observer du côté des membres supérieurs un *tremblement intentionnel* très analogue à celui que l'on observe dans la sclérose en plaques. Lorsque l'on commande au sujet de prendre un verre, la main plane un instant avant de saisir l'objet, puis les mouvements horizontaux augmentent d'amplitude à mesure que le verre se rapproche des lèvres : cependant l'amplitude du tremblement est faible. Chez la plus âgée des malades de Raymond et Souques (obs. XIV) la raideur des membres supérieurs et le tremblement volontaire existent très nettement aujourd'hui, alors qu'il y a deux ans on notait l'intégrité parfaite des membres supérieurs. Le tremblement intentionnel est encore cité dans l'observation IV de Strumpell et chez notre première malade (obs. I).

Rappelons, comme nous l'avons dit, que l'exagération des réflexes des membres supérieurs peut exister.

Les troubles de la parole existent parfois mais ne sont pas la

---

[1] Raymond, *Leçons cliniques*, 1896, p. 516.

règle. Strumpell chez l'aîné des frères Gaum (obs. IV) avait constaté la *parole scandée*. Plus souvent la parole est *lente, monotone*,
comme chez un malade de Jendrassik, où la voix était lente et
nasillarde. Un des enfants vus par Tooth bégayait.

Les *troubles de la mimique* sont rares : un des malades de Tooth
avait des crises de rire involontaire.

Troubles oculaires. — Jendrassik fait remarquer que les troubles oculaires sont rarement notés. Il insiste sur ce fait qu'ils doivent
être recherchés avec soin, car une de ses malades chez laquelle il a
pu constater une atrophie optique très nette avec diminution de
l'acuité visuelle, ne s'était pas aperçue, pas plus que ses parents, de
l'altération de ses fonctions visuelles. L'examen ophtalmoscopique
devra donc toujours être fait.

L'*atrophie optique* est notée chez quatre malades de Jendrassik
appartenant à 2 familles différentes (obs. XIX et XX). Dans notre
observation I, nous avons constaté une *décoloration de la papille*
dans le segment externe avec diminution de l'acuité visuelle très
accentuée.

Dans ces cas comme chez un des malades de Bernhardt (obs. VI)
on a noté un *nystagmus* horizontal qui présente les caractères du
nystagmus de la sclérose en plaques.

Jendrassik a également constaté un *strabisme divergent* dans
les deux observations citées ci-dessus.

Les autres sens sont normaux.

Intelligence. — Il n'existe pas à proprement parler de *troubles
de l'intelligence*, mais plutôt certaines modifications du caractère.
En général les enfants sont *apathiques*, endormis : ils ne se plaignent pas. C'est ainsi que les deux sœurs D... (obs. XIV) ne semblent heureusemtnt pas se rendre compte de leur triste situation.

Dans d'autres cas les enfants sont nerveux, impressionnables,
comme dans nos observations I et II.

L'absence des troubles intellectuels est très importante pour le
diagnostic avec les diplégies cérébrales.

Troubles généraux. — La santé générale reste bonne. Les fonctions se font normalement ; on a noté parfois chez les filles, l'irré-
gularité des règles. L'impuissance n'a pas été observée chez les
garçons.

Formes. — D'après ce qui précède il est permis de conclure que l'affection peut se présenter à nous sous deux formes cliniques :

a) L'une répondant au tabes spasmodique ;

b) L'autre répondant à la sclérose en plaques.

Nous avons déjà dit que les diverses dégénérescences du système nerveux ne présentaient pas entre elles de limites parfaitement tranchées. Certaines observations pourront donc être considérées comme intermédiaires à la paraplégie spasmodique familiale, la maladie de Friedreich, l'hérédo-ataxie cérébelleuse et les diplégies cérébrales.

Nous nous sommes déjà expliqué à ce sujet.

Évolution. — Sauf dans les cas de Hochhaus (obs. XV), où l'affection avait paru s'amender chez un enfant, la maladie a toujours suivi dans les autres cas une *marche progressive*.

Nous avons eu sous les yeux les malades observées par Raymond et Souques (obs. XIV) en 1896, et si l'on veut bien relire l'examen fait à cette époque, et l'état actuel, on se rendra compte des progrès accomplis par la maladie. Alors qu'en 1896 les troubles étaient limités aux membres inférieurs, les membres supérieurs sont aujourd'hui atteints : il existe de la raideur et un tremblement intentionnel chez l'aînée des deux sœurs.

Mais en général l'*évolution est très lente*. Le malade dont Strumpell a pu faire l'autopsie était mort à 63 ans, de tuberculose pulmonaire, alors que les premiers symptômes étaient apparus à 37 ans. Comme nous l'avons déjà fait remarquer, certaines causes occasionnelles et notamment les maladies infectieuses semblent parfois donner comme un coup de fouet à la maladie. Puis il semble se faire une *rémission*, comme dans l'observation de Erb (obs. X) et l'état reste stationnaire parfois pendant longtemps. Mais, considérée dans son ensemble, l'évolution est fatalement progressive ; la contracture s'accentue peu à peu, se généralisant, entraînant à sa suite l'impotence fonctionnelle puis les attitudes vicieuses, et les malades, le plus souvent cloués dans leur lit, mènent la plus misérable des existences, et restent exposés à toutes les infections et surtout à la tuberculose.

Jusqu'à présent, une seule autopsie de paraplégie spasmodique familiale a été publiée. Elle est due à Strumpell. On trouvera plus loin l'histoire clinique (obs. IV). — Rappelons seulement qu'il s'agit d'un homme mort à 63 ans de tuberculose pulmonaire et qui depuis l'âge de 37 ans, à la suite d'un accident, présentait une paraplégie spasmodique typique qui s'était développée lentement. Voici le résultat de l'autopsie que nous rapportons intégralement :

PROTOCOLE DE L'AUTOPSIE DE F. GAUM. — L'examen macroscopique du cerveau et de la moelle frais ne permettait de percevoir rien de sûrement pathologique. En particulier, il faut remarquer que la forme générale et les dimensions des centres nerveux paraissaient normales, et que les ventricules latéraux du cerveau ne montraient pas la plus petite dilatation anormale. La pie-mère du cerveau et de la moelle était transparente et n'était pas épaissie. Il n'y avait aucun signe de méningite chronique. De même les racines rachidiennes médullaires étaient absolument normales. Même après durcissement complet des organes dans la solution de Muller, les lésions pathologiques dans les cordons latéraux de la moelle ne se montraient que d'une façon peu nette. De sorte que, seul l'examen microscopique (coupes non colorées dans la glycérine et surtout traitement des coupes suivant la méthode si avantageuse de Weigert à l'hématoxyline) donna une image exacte de l'étendue de la maladie. De cette façon les lésions sont les suivantes :

Dans la *moelle lombaire inférieure*, se trouve une dégénération pas très forte mais très nette des deux faisceaux pyramidaux formant le petit triangle connu dans la partie postérieure des cordons latéraux. Dans tout le reste de la substance blanche il n'y a pas de lésion marquée. Vraisemblablement il se trouve cependant dans le bord antérieur des cordons antérieurs, une dégénérescence très minime de fibres isolées. De même peut-être dans les parties médianes et internes des cordons postérieurs.

La substance grise apparaît complètement saine. Les cellules, le riche réseau des fibres des cornes antérieures, les irradiations des cordons postérieurs sont intactes. De même la commissure antérieure.

Dans la *partie moyenne et supérieure de la moelle lombaire*, la lésion bilatérale des faisceaux pyramidaux est déjà plus forte que dans le segment inférieur. De l'extrémité antérieure du champ lésé s'étend une dégénération marginale mince mais très nette dans les 2 cordons latéraux. Elle s'étend en avant et paraît même s'élargir un peu dans les cordons antérieurs. Au milieu des cordons postérieurs apparaît le commencement d'une dégénérescence d'une façon déjà un peu plus nette. Elle est cependant encore très faible et difficile à délimiter.

La substance grise elle-même est comme dans la partie inférieure de la moelle tout à fait saine. Pour les colonnes de Clarke, voir plus bas.

Dans la *partie inférieure de la moelle dorsale* les faisceaux pyramidaux dégénérés prennent la plus grande partie de la région postérieure des cordons latéraux. Le degré de la lésion est assez caractéristique. Cependant il est à remarquer que, ici aussi, de même que dans la moelle lombaire, il y a toujours un nombre relativement grand de fibres normales dans les parties atteintes. La dégénération marginale est très nette comme ci-dessus.

Les cordons postérieurs n'apparaissent pas complètement normaux. Cependant leur lésion est toujours très minime et pas nettement circonscrite. Sur l'état de la colonne de Clarke il est difficile de porter un jugement. Ce qui frappe surtout c'est qu'elles ressortent moins et qu'elles sont circonscrites d'une façon moins nette que d'habitude. Dans la partie supérieure de la moelle lombaire le nombre de leurs cellules est relativement faible (dans quelques coupes pas plus de 6 ou 8). Mais on ne peut pas y démontrer, dans les cellules mêmes, la trace d'une lésion pathologique. Dans la moelle dorsale, elles deviennent plus nombreuses et d'apparence tout à fait normales. Même dans les fibres nerveuses qui sont entre les cellules, on ne peut reconnaître de lésion *sûre*. Tout au plus peut-on dans la partie interne (médiane) des colonnes de Clarke remarquer une dégénérescence. Pour le reste, rien d'anormal.

Dans la *partie supérieure de la moelle dorsale*, la dégénération des faisceaux pyramidaux est la même que jusque-là. La lésion qui se trouve en dehors et en avant des faisceaux pyramidaux, se montre ici nettement comme une lésion des faisceaux cérébelleux directs. Il est à remarquer aussi qu'il y a une bande étroite dans les 2 cordons antérieurs des 2 côtés du sillon antérieur. Cette même bande est, selon toute vraisemblance, à regarder comme une lésion du faisceau pyramidal antérieur. Dans les faisceaux postérieurs, la dégénération est devenue certainement un peu plus forte : elle atteint en partie la région médiane, c'est-à-dire le domaine des faisceaux de Goll et aussi en partie les régions externes, en particulier ce que j'ai appelé le champ postéro-externe (hinteren aüsseren Felder). La dégénération est, il est vrai, encore ici très faible et nulle part bien circonscrite.

Substance grise normale.

Le *renflement cervical* montre une image déjà bien modifiée. Ce qui frappe surtout, c'est que la lésion des faisceaux pyramidaux existe encore, mais diminue, moins dans le rapport de l'extension qu'au point de vue de la dégénérescence. Par contre, la lésion des faisceaux cérébelleux, situés en dehors et en avant des faisceaux pyramidaux, est plus frappante. Ici encore on peut trouver des fibres normales dans la masse dégénérée. Dans les cordons postérieurs se trouve le long du sillon postérieur une partie dégénérée, en forme de triangle assez bien délimité dont la pointe est dirigée en avant. Ce triangle répondrait à la partie interne des faisceaux de Goll. Le reste des cordons postérieurs montre seulement dans leur partie postéro-externe une faible dégénération. Substance grise normale.

Dans la *partie supérieure de la moelle cervicale*, au-dessus du renflement cervical, la lésion des faisceaux pyramidaux est devenue encore plus faible et plus confuse. C'est la dégénérescence, il est vrai pas très forte, des faisceaux cérébelleux qui domine ici. Elle se continue en une zone marginale étroite jusque vers le sillon antérieur. Dans les cordons postérieurs, les faisceaux de Goll sont très nettement atteints. Et même la partie antérieure de ceux-ci apparaît plus fortement lésée que la partie postérieure. De même dans la partie postéro-externe des faisceaux de Burdach on peut encore montrer une faible dégénérescence des fibres. Encore plus haut la faible dégénération des cordons de Goll se laisse suivre jusqu'aux noyaux du *bulbe*. Les cellules de ces noyaux, sont elles-mêmes saines. De même la lésion des faisceaux cérébelleux est visible dans le bulbe, dans la partie en avant des olives sur laquelle j'ai déjà appelé l'attention dans un autre travail. Par contre, toute dégénérescence des faisceaux pyramidaux cesse dès l'entrecroisement de ceux-ci. Déjà les coupes transversales des pyramides paraissaient complètement normales et aussi la coupe des faisceaux pyramidaux dans le pied du pédoncule cérébral.

Dans le *cerveau*, même après durcissement de celui-ci, on n'a pu trouver de processus pathologique, ni dans la capsule interne, ni dans les ganglions centraux, ni dans les cellules de l'écorce motrice.

Pour ce qui est des particularités histologiques des lésions, je n'ai pas été plus avant, parce qu'elles ne s'écartent en rien du tableau de la dégénération systématique. Il s'agit partout d'une simple atrophie des fibres avec une prolifération très faible du tissu interstitiel.

Dans le domaine des faisceaux pyramidaux lésés se trouvent des coupes de petits vaisseaux avec des parois très épaissies, c'est-à-dire une lésion dont la signification secondaire est déjà connue depuis longtemps.

En résumé, il s'agit ici d'une *sclérose combinée primitive* portant sur les faisceaux *pyramidaux*, *cérébelleux directs* et de *Goll*. Remarquons que la lésion des faisceaux pyramidaux, surtout accusée à la région dorsale, diminue à la région cervicale et n'est plus visible dans le bulbe. D'autre part, la dégénération des faisceaux de Goll paraît plus accusée dans la région cervicale, de sorte que la sclérose de ces faisceaux semble descendante. Remarquons encore que la lésion n'est pas absolument systématique : il existe en effet une zone marginale de sclérose, mince mais très nette, qui réunit le faisceau pyramidal au faisceau de Turck, en contournant la moelle, sans aucune lésion des méninges.

Telles sont nos connaissances anatomo-pathologiques. Mais il est permis de rapprocher de ce fait, les exemples de scléroses combinées dites primitives qui, pendant la vie, ont donné un tableau clinique à peu près identique à celui du tabes spasmodique.

Ces exemples sont rares. Nous ne voulons que les indiquer très rapidement, en faisant toutefois remarquer que la systématisation des lésions, dans ces cas, n'est peut-être pas toujours aussi exclusive que l'on a bien voulu le dire.

En 1881, Strumpell [1] a publié deux observations qui réalisaient la symptomatologie du tabes spasmodique.

Dans le premier cas on trouva à l'autopsie une sclérose des *faisceaux pyramidaux*, une lésion moins accusée des *faisceaux cérébelleux directs*, une dégénérescence de certains systèmes de fibres des *cordons postérieurs*. La substance grise était saine.

Dans le deuxième cas on constata une dégénérescence des *faisceaux pyramidaux*, surtout accusée dans les segments lombaire et dorsal, une dégénérescence très marquée des *faisceaux cérébelleux directs*, une dégénérescence des *cordons de Goll* et du territoire postéro-externe des cordons postérieurs.

Strumpell admet dans ces cas une lésion systématique. Cependant, si on se rapporte aux figures, on constate que dans le premier cas la lésion dépasse le faisceau pyramidal, notamment au niveau de la région dorsale inférieure. Dans le deuxième cas également le faisceau cérébelleux est pris, et dans les cordons postérieurs, la systématisation ne se fait pas avec la régularité que l'on rencontre dans les dégénérescences secondaires.

En 1894 Strumpell [2] a rapporté un nouveau « cas de dégénération systématique et primitive des faisceaux pyramidaux, avec la symptomatologie d'une paralysie spasmodique généralisée », mais il existait une altération, peu marquée quoique nette, des cellules des cornes antérieures et Strumpell considère ce cas, vraisemblablement à juste titre, comme un exemple de *sclérose latérale amyotrophique*. A ce propos l'auteur divise les dégénérations du faisceau pyramidal en congénitales (dans le sens le plus large du mot) et acquises. La sclé-

----

[1] Strumpell. *Archiv. f. Psychiat.*, t. XI, fasc. 7.
[2] Strumpell *Deut. Zeits. f. Nerv.* 1894.

rose latérale amyotrophique rentrerait peut-être dans cette catégorie.

On peut rapprocher de cette observation le cas de Dreschfeld-Morgan [1].

MM. Dejerine et Sottas [2] ont publié en 1895 l'autopsie d'un homme mort à 63 ans et qui avait présenté, de son vivant, les symptômes du tabes spasmodique, depuis l'âge de 42 ans, sans troubles de sensibilité et seulement un peu de lenteur de la miction. Les réflexes étaient exagérés surtout à droite, ainsi que la trépidation spinale. A l'autopsie, rien dans le cerveau et le bulbe. La substance grise de la moelle est saine. Dans la substance blanche il existe une tache très légère occupant la partie centrale du *cordon de Goll*, dans la région cervicale et cervico-dorsale. La *sclérose latérale* est à peu près symétrique, et nettement plus *prononcée à droite* qu'à gauche.

Le maximum d'altération se trouve entre la Ve et la XIIe dorsale. « Dans ce segment la sclérose occupe la *région pyramidale qu'elle dépasse notablement en avant.* » La sclérose des faisceaux pyramidaux disparaît entre la Ve lombaire et la Ire sacrée. A la région cervicale elle n'est véritablement nette que du côté droit et disparaît au niveau de la 3e racine cervicale. La sclérose est constituée par une atrophie des tubes nerveux avec développement compensateur du tissu interstitiel. Les méninges et les vaisseaux sont normaux.

Rothmann [3] a rapporté l'histoire d'un homme de 30 ans qui présentait une démarche paréto-spasmodique, de l'exagération des réflexes patellaires, les réactions pupillaires faibles ; une faiblesse du côté des bras. Plus tard, ataxie et diminution des réflexes. A l'examen de la moelle, dégénération symétrique des *faisceaux pyramidaux croisés et directs, des faisceaux cérébelleux directs et des cordons postérieurs.* Les racines postérieures présentent quelques fibres dégénérées. Dans la substance grise on trouve des hémorrhagies multiples au niveau de la moelle cervicale et dorsale, raréfaction des cornes antérieures au niveau de la moelle dorsale supérieure, inté-

[1] DRESCHFELD-MORGAN. *Brit. med. Journal* 1881.

[2] DEJERINE et SOTTAS. Note sur un cas de paralysie spasmodique acquise par sclérose primitive des cordons latéraux. *Bull. Soc. de biologie*, 1895, et *Archiv. de physiologie*, 1896.

[3] ROTHMANN. Die primaren combinurten strauger-krankuuden de Ruckenmarks (scléroses combinées systématiques). *Deut. Zeit. f. Nervenh.*, 1894, Bd. 7.

grité des cellules ganglionnaires, intégrité des racines antérieures.

Tout récemment Wagner [1] a publié « deux cas de sclérose fasciculée combinée primitive ». Les lésions quoique systématiques ne sont pas uniquement localisées aux faisceaux. Wagner a également trouvé une sclérose disposée sous forme de *petits foyers*, en plus des *lésions fasciculées* (faisceaux pyramidal, direct et croisé, cérébelleux direct et de Goll).

Luce [2] a publié l'autopsie d'un enfant mort à 5 ans et demi. On constatait une dégénération partielle des *faisceaux pyramidaux croisés* et du *faisceau pyramidal direct droit* : une altération légère du côté des *cellules des cornes antérieures*, dans presque toute la hauteur de la moelle plus marquée vers la région dorsale inférieure, une légère diminution des fibres dans les racines antérieures sacro-lombaires et dorsales inférieures. Dans les *cordons postérieurs*, on trouvait une dégénération plus ou moins complète des racines postérieures des champs radiculaires médians dans la moelle inférieure, et des cordons de Goll dans la moelle cervicale supérieure.

L'auteur note également une diminution des fibres myéliniques soit d'association, soit de projection au niveau de plusieurs circonvolutions.

En résumé, nous pensons que dans ces cas il existe à côté des *lésions nettement systématisées* — et intéressant les faisceaux pyramidaux, cérébelleux directs, de Goll, etc. — d'autres lésions diffuses *sans systématisation franche*.

C'est dans le même ordre d'idées, que nous rapprochons des cas précédents l'observation suivante que notre maître M. le professeur Raymond a bien voulu nous confier. Il s'agit encore d'une sclérose combinée primitive de la moelle, intéressant particulièrement les faisceaux pyramidaux cérébelleux directs et de Goll. La lésion des faisceaux pyramidaux est surtout marquée dans la région dorsale et s'arrête au bulbe. Mais les lésions ne sont pas *exclusivement* systématisées, et on remarquera en plus qu'il existe quelques lésions de la substance grise, des racines antérieures et même des muscles.

L'intégrité du cerveau, des méninges et des vaisseaux permet de

---

[1] Wagner. *Deut. Zeit. f. Nervenh.*, 1897. Bd. 11.

[2] Luce. Sclérose systématique combinée primitive chez un enfant. *Deut. Zeit. f. Nervenh.*, 1897, Bd 12.

considérer ces lésions comme primitives. Du reste nous ne cherche-
rons pas à interpréter ces faits. Nous voulons seulement les rapporter
aussi fidèlement que posssible.

OBSERVATION (Inédite). — *Paraplégie spasmodique. Pas de troubles de sensibilité ni des sphincters. Un peu de raideur des membres supérieurs. Atrophie
papillaire double. — Sclérose combinée primitive de la moelle.*

OBSERVATION CLINIQUE (résumée d'après les notes du service). — Mme Flore
Asq..., 54 ans, entrée le 31 mai 1894 à la clinique des maladies nerveuses.

Antécédents héréditaires. — Mère, rhumatisante, morte, âgée, d'une maladie
infectieuse. Père, rhumatisant, mort également à un âge avancé. Dix ans avant
sa mort, à la suite d'une frayeur (il avait été poursuivi à la campagne par un
loup), il fut pris de fièvre et au bout de quelques jours présenta une monoplégie
brachiale gauche qui persista jusqu'à la fin de la vie. Dans les derniers temps
il aurait été aussi paralysé des deux jambes.

La malade est la seconde de sept enfants, dont six filles et un garçon qui
n'est pas né viable.

Des cinq sœurs, la première est morte d'hémorrhagie à son retour d'âge, la
deuxième est morte de tuberculose pulmonaire, la troisième est morte des suites
de couches. Aucune n'avait présenté de paralysie. Les deux dernières sœurs
sont vivantes et ne présentent aucune infirmité.

Antécédents personnels. — Rien à noter dans l'enfance et l'adolescence. La
malade n'a pas été heureuse en ménage. Son mari était nerveux et emporté :
il s'est suicidé en 1881. Elle a eu 7 enfants. Quatre sont morts (3 pendant la
guerre de 1870, un aux colonies). Trois sont bien portants mais nerveux. Un
des fils que nous avons vu, a été atteint il y a quelque temps d'une hémiplégie
gauche avec hémianesthésie, dont il ne reste actuellement aucune trace.

A partir de l'année 1865 la malade aurait eu des crises et des hallucinations
de la vue. Nous n'avons pas été fixé sur la nature de ces crises qui sont devenues plus fréquentes en 1881, à la suite du suicide du mari, et qui se sont répétées jusque dans les derniers temps de la vie.

La malade a été 19 ans concierge dans une loge humide. Peu de temps avant
le début de l'affection elle s'est beaucoup fatiguée. Elle n'a jamais eu de maladie
aiguë, fébrile. Pas d'excès alcooliques ; mais elle prenait beaucoup de café
noir. L'affection actuelle semble avoir débuté en 1893.

La malade s'est aperçue que ses jambes devenaient raides. Parfois elle éprouvait des faiblesses qui la faisaient presque tomber. Elle remarquait en même
temps que ses pieds se tournaient en dedans. Ces symptômes étaient plus marqués
à droite. Jamais elle n'éprouva de douleurs ni de troubles des sphincters. Les
troubles de la marche augmentant elle entra à la Salpêtrière.

État actuel (Janvier 1896). — Femme de taille moyenne, pâle, d'un certain embon-
point ; on constate une *paraplégie* incomplète des membres inférieurs. La malade
peut encore lever, la jambe au-dessus du plan du lit à une hauteur de 8 ou 10 cen-

timètres. Tous les mouvements sont possibles mais se font avec raideur. La malade peut se lever, lorsqu'on la soutient : la *démarche est spasmodique*, la pointe des pieds frotte le sol, les pieds sont en varus équin, les souliers sont usés sur leur bord externe. Les *réflexes rotuliens* sont *très exagérés*. On constate la *trépidation spinale*. Ces symptômes sont plus marqués à droite. Pas de troubles de sensibilité : ni objectifs, ni subjectifs, sauf quelques engourdissements. Pas de troubles trophiques. Pas d'atrophie musculaire. Pas de troubles des sphincters.

Rien du côté des membres supérieurs. Rien du côté de la face. Pas de troubles de la parole. La vue a beaucoup baissé dans les dernières années.

Voici l'examen fait par M. Sauvineau : *atrophie des papilles double*. — OD. V. $\frac{1}{50}$ OG. V. $\frac{1}{35}$. Réflexes pupillaires conservés. Paralysie incomplète de l'élévation. Les deux sixièmes paires paraissent également un peu touchées ; mais il est impossible de l'affirmer en l'absence de renseignements fournis par la diplopie, que la malade n'accuse pas même au verre rouge.

Les symptômes ont évolué assez lentement. Dans le courant de l'année 1896 la marche devint impossible. Les jambes était « raides comme du bois ». Vers cette époque les *membres supérieurs* devinrent un peu raides et la vue s'affaiblit de plus en plus.

Vers le commencement de l'année 1897, à la suite d'une chute, une escarre se serait produite à la fesse. Les bras étaient raides et les doigts repliés sur eux-mêmes. Les membres inférieurs étaient complètement rigides. L'acuité visuelle était de plus en plus diminuée. Il y aurait eu vers ce moment un peu d'incontinence d'urine.

La malade entra de nouveau à l'infirmerie, salle Cruveilhier, n° 6, le 22 mai 1897. On constata les signes d'une broncho-pneumonie. Elle mourut le 1er juin 1897.

AUTOPSIE (L'examen histologique du système nerveux a été rédigé suivant les indications et avec le concours de notre excellent ami le Dr Philippe). L'autopsie a été pratiquée 32 heures après la mort, par une température chaude ; le cadavre présente une escarre, au niveau de la régions sacrée ; cette escarre, bilatérale, est peu profonde, ne dénude pas les os sous-jacents, elle n'a déterminé aucune fusée purulente, nulle part ; on relève une légère infiltration par de la sérosité claire, au niveau des membres inférieurs et de la région sus-pubienne de l'abdomen. Les talons ne présentent pas d'escarre. Rien aux membres supérieurs.

A l'ouverture du canal rachidien, pas de pachyméningite, en aucun point ; les os ou les méninges ne présentent aucune tumeur ; la moelle n'est, nulle part, le siège d'une compression quelconque.

Après avoir découvert la moelle en fendant longitudinalement la dure-mère, en avant et en arrière, on pratique 5 à 6 sections transversales ; on note des taches de sclérose constituées par un tissu grisâtre, assez ferme, qui tranche nettement par sa coloration sur les portions saines d'un blanc nacré caractéristique; ces taches existent dans les cordons postérieurs à tous les niveaux; elles se montrent également dans les cordons antéro-latéraux, mais, si elles sont très nettes à droite (faisceau pyramidal et faisceau cérébelleux direct), elles restent d'une topographie incertaine à gauche, à n'importe quel niveau.

Le cervelet, le bulbe et la protubérance ne présentent aucune lésion appréciable à l'œil nu.

Les deux hémiphères cérébraux sont sains; on ne note, au niveau des circonvolutions rolandiques, aucun foyer de ramollissement ou d'hémorrhagie. La *capsule interne* est intacte sur la coupe de Flechsig.

Les muscles du membre supérieur droit et ceux des deux membres inférieurs ont été soigneusement disséqués; leur coloration est normale; on ne note, nulle part, les traînées de tissu blanc-jaunâtre, qui indiquent l'adipose des muscles en voie d'atrophie.

Du côté des organes, il n'y a rien d'intéressant à signaler, sauf certaines lésions dues à l'état septicémique qui a emporté la malade. Le cœur est flasque, très dilaté au niveau du ventricule droit; son myocarde est de coloration feuille-morte: pas de lésions orificielles. L'aorte est saine, si l'on excepte deux à trois plaques athéromateuses, à la face interne, au-dessus des valvules sigmoïdes. Le foie, congestionné, graisseux par places, présente une bride transversale fibreuse dans son tiers inférieur, bride évidemment due au port exagéré du corset. La rate est grosse, diffluente. Les reins sont gros, mous, avec une substance corticale diminuée et quelques kystes. Bref, il s'agit vraisemblablement d'une sclérose rénale ancienne, sur laquelle s'est greffée une poussée aiguë de néphrite parenchymateuse, d'origine septicémique. Les poumons ont des adhérences pleurales anciennes, avec quelques tubercules fibreux aux deux sommets; aucun foyer d'hépatisation.

EXAMEN HISTOLOGIQUE

Le système nerveux central (moelle épinière, bulbe et protubérance, circonvolutions rolandiques) a été fixé et durci par les sels de chrome. Les morceaux, après inclusion à la celloïdine, furent colorés par les procédés habituels (picro-carmin et hématéine; hématoxyline de Weigert-Pal-Kulschitzky; liquide osmio-chromique de Marchi).

I. — **Moelle épinière.** — Une étude d'ensemble montre d'emblée que les lésions existent dans toute la hauteur de la moelle épinière, depuis le cône terminal jusqu'au bulbe. Ces lésions prédominent nettement au niveau de la substance blanche (cordons antéro-latéraux; cordons postérieurs); elles consistent en taches scléreuses plus ou moins étendues. Étudions successivement la topographie de ces taches scléreuses et leurs caractères histologiques.

A. — Topographie des taches scléreuses. — Les unes, les plus nombreuses, s'étendent sur une hauteur considérable, en suivant plus ou moins nettement un faisceau individualisé: elles méritent bien le nom de *scléroses fasciculées* (a). Les autres se montrent çà et là, sans régularité aucune; toujours, elles occupent une petite étendue, transversale ou verticale, dans les cordons postérieurs et dans les cordons antéro-latéraux. Nous les appellerons : *scléroses nodulaires ou diffuses* (b).

1° **Scléroses fasciculées** (a). — *Cordons antéro-latéraux.* — Pour faire l'étude de ces scléroses fasciculées, nous avons multiplié les coupes à tous les étages de la moelle épinière. Nous prendrons les faisceaux, l'un après l'autre : faisceau pyramidal, faisceau cérébelleux direct, fibres radiculaires postérieures, faisceaux endogènes des cordons postérieurs. Nous nous proposons de montrer comment la lésion évolue de bas en haut, à mesure qu'on examine des sections transversales, de plus en plus élevées. Les figures ci-jointes, dessinées d'après des préparations colorées par l'hématoxyline de Weigert-Pal, aideront beaucoup à la clarté de la description (planches I et II.)

Des deux faisceaux pyramidaux croisés, le faisceau droit est atteint dans toute la hauteur de la moelle. La décoloration commence, légère, dès la quatrième racine sacrée (fig. 1), dans une zone de forme vaguement triangulaire, dont la base atteint la périphérie même de la moelle, dont le sommet reste à une petite distance du bord correspondant de la corne postérieure.

Plus haut (troisième racine lombaire, fig. 2.), la décoloration s'accentue, surtout dans les portions périphériques ; elle reste, toutefois, incomplète, puisqu'un fort grossissement montre encore beaucoup de fibres myéliniques bien noires, quoique diminuées de calibre. Les figures suivantes (fig. 3 et 4) font assister à l'envahissement progressif des fibres pyramidales croisées, dans la région lombaire et dans la moelle dorsale inférieure.

Au niveau de la région dorsale moyenne et supérieure (fig. 5), toutes les fibres pyramidales croisées peuvent être considérées comme décolorées ; c'est à peine si un fort grossissement montre, de ci de là, quelques tubes noirs conservés. Cette démyélinisation totale se continue à tous les segments de la moelle dorsale.

Dès les premières racines cervicales (8ᵉ et 7ᵉ ; fig. 6), la partie la plus interne du faisceau pyramidal croisé, immédiatement adjacente au bord correspondant de la corne postérieure, se remplit de fibres noires, en assez grand nombre. Le restant du faisceau est décoloré comme sur les coupes précédentes. Au niveau de la sixième racine cervicale (fig. 7), la lésion apparaît sensiblement la même.

Mais, à partir de la troisième racine cervicale, l'aspect change ; le faisceau pyramidal croisé présente des fibres noires en grande quantité, et la décoloration tend à disparaître au fur et à mesure qu'on se rapproche du bulbe. Ainsi, au niveau des pyramides bulbaires motrices (fig. 8 et 9), les fibres pyramidales ont vraiment leur coloration et leur volume normaux. Il en est de même sur toutes les coupes passant par les principaux étages de la protubérance annulaire.

Le faisceau pyramidal croisé gauche est bien moins atteint que son homologue du côté droit. Il se présente légèrement décoloré dans la moelle sacrée et lombaire ; sa décoloration est inférieure à celle que nous avons décrite pour le faisceau droit. Plus haut (moelle dorsale et cervicale), nous ne rencontrons plus aucune lésion systématisée ; sans doute, çà et là, les fibres noires sont un peu raréfiées par places, mais le faisceau reste, dans l'ensemble, absolument normal (fig. 1, 2, 4 et 5).

Des deux faisceaux pyramidaux directs, le faisceau droit est atteint dans toute la hauteur de la moelle. Sa décoloration, comme celle du faisceau pyramidal croisé droit, augmente progressivement depuis le renflement lombaire jusqu'au renflement cervical ; elle possède également son maximum au niveau de la moelle dorsale, moyenne et supérieure ; elle est, alors, représentée par une bande blanche qui borde le sillon médian antérieur. Plus haut, elle diminue graduellement pour cesser, d'une façon complète, au niveau des pyramides bulbaires (fig. 3, 4, 5, 6 et 7).

Par contre, *le faisceau de Türck, gauche*, est à peine touché. On rencontre bien, çà et là, quelques points un peu décolorés, absolument comme pour le faisceau pyramidal croisé gauche ; mais cela est insuffisant pour admettre une véritable sclérose fasciculée (fig. 5 et 6).

En somme, si nous voulons résumer les lésions au niveau des faisceaux pyramidaux, croisés ou directs : à droite ces faisceaux sont atteints d'une dégénération systématique ; la dégénération commence au niveau de la moelle sacrée, elle atteint son maximum dans la moelle dorsale, elle décroît à partir du renflement cervical, pour disparaître complètement au niveau du bulbe et de la protubérance. A gauche, les mêmes fibres, croisées ou directes, sont à peine touchées dans la moelle sacrée ; plus haut, elles restent intactes, si l'on considère l'ensemble du faisceau.

Des deux faisceaux cérébelleux directs le faisceau droit est seul atteint d'une dégénération systématique dans toute la hauteur de la moelle, depuis la portion supérieure du renflement lombaire jusqu'au bulbe (fig. 3, 4, 5, 6 et 7). La décoloration augmente de bas en haut, comme celle du faisceau pyramidal croisé du même côté ; elle a, également, son maximum au niveau de la région dorsale moyenne. Toutefois, elle paraît décroître moins vite que celle du faisceau pyramidal ; ainsi, elle se présente encore au-dessus de l'entrecroisement moteur, dans le bulbe, sous la forme d'une petite encoche blanche située dans la région latérale (fig. 9).

Cordons postérieurs. — *Les zones radiculaires* des cordons postérieurs sont largement prises dans toute la hauteur de la moelle ; elles apparaissent atteintes, d'une façon symétrique, avec une très légère prédominance pour le côté droit.

La décoloration commence dès la quatrième racine sacrée (fig. 1) : à ce niveau se montrent quelques taches irrégulièrement disséminées, et dans les régions cornu-radiculaires, et dans les bandelettes externes de Pierret : même à droite, la zone de Lissauer a certainement perdu un assez grand nombre de ses fibres noires particulièrement fines.

Plus haut (racines lombaires, fig. 2 et 3) la décoloration est surtout accusée au niveau des fibres moyennes et des fibres longues (bandelettes externes, champs postérieurs internes) ; par contre, le bord interne de la corne adjacente et les zones d'entrée des racines sont peu décolorées et contiennent encore beaucoup de fibres noires.

Au niveau des racines dorsales (fig. 4 et 5) la décoloration s'accentue très vite ; ainsi, dès la sixième racine dorsale, les cordons postérieurs sont à peu près vides de fibres noires, sauf dans la portion qui borde les deux tiers antérieurs de la corne grise et dans la partie tout à fait périphérique de la moelle surtout à gauche.

Dans la moelle cervicale, le cordon de Goll (fibres longues dorso-lombo-sacrées) est décoloré en entier. Par contre, les champs radiculaires des racines postérieures cervicales renferment beaucoup de fibres noires ; sans doute, ils sont le siège d'une démyélinisation assez marquée et disposée sous forme de foyers plus ou moins étendus (fig. 6 et 7), mais, néanmoins, ils contiennent beaucoup plus de fibres noires que leurs homologues des racines postérieures dorsales et lombo-sacrées. Nous insistons sur cette décroissance de la lésion au niveau des cordons postérieurs de la moelle cervicale. Ainsi quel que soit le système atteint, dans les faisceaux moteurs comme dans les faisceaux sensitifs, la sclérose commence à la région sacrée, atteint son apogée à la région dorsale et décroît à la région cervicale.

Dans le bulbe, les fibres qui entourent les noyaux grêle et cunéiforme (fig. 9) sont décolorées au prorata de leur altération dans les coupes des régions plus inférieures : nous n'avons pas à insister davantage.

Pour achever l'étude de la sclérose fasciculée du système radiculaire postérieur, nous devons indiquer l'état des racines et des colonnes de Clarke. *Les racines* sont faiblement décolorées surtout au niveau de la queue de cheval et de la région dorsale ; cette décoloration envahit, le plus souvent un fascicule entier, mais elle ne présente vraiment aucune fixité bien appréciable, le fait le plus saillant est la disproportion considérable qui existe entre la démyélinisation légère des racines postérieures et la prise considérable des cordons postérieurs. *Le réticulum myélinique* des colonnes de Clarke est largement atteint : il devait en être ainsi puisque ce réticulum est formé des fibres radiculaires moyennes dont nous avons vu la décoloration à peu près totale à tous les niveaux de la moelle dorsale.

Les systèmes endogènes surtout descendants des cordons postérieurs (centre ovale de Flechsig, virgule de Schultze, etc.) participent à la décoloration des cordons postérieurs ; il est, d'ailleurs, facile de le constater sur les figures que nous avons citées au cours de notre description ; et point n'est besoin d'une longue énumération.

2° **Scléroses nodulaires. (b).** — Après les taches scléreuses fasciculées, à grand trajet, nous devons étudier les taches diffuses, nodulaires, à faible extension, dans le sens horizontal ou vertical (fig. 6 et 7). Ces taches existent partout, dans la substance blanche des cordons antéro-latéraux ou postérieurs ; nous avons même signalé que, souvent, elles apparaissent au début ou à la fin d'une sclérose fasciculée. Elles consistent en la décoloration de 10 à 20 tubes nerveux ; elles ne répondent à aucune systématisation, car elles empiètent sur toutes les régions, sans prédominer dans aucune ; enfin, elles se disposent fréquemment à une petite distance d'une artériole nourricière ; cette artériole paraît, alors, servir de centre, de point d'orientation.

Mais ces taches scléreuses nodulaires n'épargnent pas la substance grise, quoiqu'elles y soient très rares. Ainsi, l'on peut voir (fig. 5), au niveau de la corne latérale de la substance grise antérieure, une petite zone de démyélinisation analogue à celles que nous avons décrites et figurées dans les masses blanches.

B. — CARACTÈRES HISTOLOGIQUES DU PROCESSUS AU NIVEAU DES TACHES SCLÉREUSES, FASCICULÉES OU NODULAIRES. — Notre étude sera basée sur les résultats fournis par les coupes colorées avec le picro-carmin ammoniacal de Ranvier, l'hématéine ou l'hématoxyline, et enfin, le liquide osmio-chromique de Marchi.

Au niveau des régions très altérées (moelle dorsale), dans les points où le processus est le plus avancé, le faisceau pyramidal croisé droit, par exemple, est remplacé par un tissu de sclérose cicatricielle, peu dense, à mailles assez larges, dans lesquelles se trouvent quelques masses granuleuses, peu colorées et de nature incertaine. Ce tissu rétractile a déterminé un affaissement assez considérable de la région pyramidale. De même, au niveau des cordons postérieurs se voit un affaissement semblable qui donne l'aspect de la moelle d'un tabès de moyenne intensité. Les vaisseaux, qui parcourent le tissu sclérosé, présentent leurs altérations habituelles (épaississement concentrique des tuniques ; dégénération hyaline par places) ; même, dans leur gaine adventice apparaissent quelques corps granuleux, colorés en noir par l'acide osmique du liquide de Marchi.

Mais, pour bien étudier le processus, il faut choisir des régions moins malades. *Les foyers nodulaires, peu scléreux,* nous ont paru particulièrement favorables. Là, certains tubes nerveux présentent souvent une gaine dilatée, avec myéline peu abondante et faiblement colorée en jaune par le picro-carmin ; le cylindre-axe est petit, mal coloré, souvent situé à la périphérie de la gaine. D'autres tubes sont extraordinairement petits, comme ayant subi une atrophie progressive, grâce à un processus qui se rapprocherait singulièrement du processus tabétique ; peu à peu, ces tubes disparaissent et sont remplacés par la légère sclérose conjonctivo-névroglique signalée plus haut. Dans ces foyers plus jeunes les corps granuleux, interstitiels ou péri-vasculaires, sont assez abondants. Enfin, une dernière particularité est à souligner : le processus nous a paru se faire, comme à froid, sans réaction inflammatoire nette ; en effet l'hématoxyline et l'hématéine ne révèlent qu'un nombre insignifiant de noyaux jeunes ou embryonnaires, dans les espaces interstitiels, autour des vaisseaux ou à travers les feuillets méningés.

C. — ÉTUDE DE LA SUBSTANCE GRISE. — Cette étude sera incomplète : nos pièces, durcies par le liquide de Müller, étaient, de ce fait, impropres à la coloration de Nissl qui constitue la méthode de choix pour l'histologie, normale ou pathologique, des cellules nerveuses. La substance grise n'a donc pu être colorée que par le picro-carmin, en solution faible et prolongée. Cependant, les résultats, ainsi obtenus, nous ont paru avoir une netteté suffisante pour mériter quelques développements.

Les *grandes cellules motrices* des cornes antérieures sont malades, surtout au niveau des renflements sacré et lombaire. Leur nombre, dressé après examen de plusieurs coupes, a diminué de 1/6. De plus, à un fort grossissement, beaucoup de cellules sont petites, souvent extraordinairement petites; les unes sont réduites à un simple noyau entouré d'une lame mince de protoplasma fortement pigmenté et pourvu de prolongements peu distincts; d'autres sont représentées par une masse pigmentaire. Nous nous croyons donc parfaitement autorisé à admettre, dans notre cas, un processus d'atrophie simple au niveau des grandes cellules motrices des cornes antérieures.

D'ailleurs cette conclusion est confirmée par les résultats de l'examen des racines antérieures et des muscles. *Les racines antérieures* sont faiblement décolorées au niveau des renflements; leurs tubes nerveux ont diminué de nombre, et (l'on peut ajouter avec beaucoup de vraisemblance), consécutivement à l'altération signalée plus haut, de leurs cellules trophiques des cornes antérieures. *Pour les muscles*, sans doute, nous n'avons pas trouvé une atrophie massive, au niveau des membres inférieurs (muscle couturier, muscle jambier antérieur); cependant, sur des coupes successives se rencontrent des fibres en voie d'atrophie; çà et là, quelques ilots sont devenus complètement graisseux; enfin, les nerfs intra-musculaires, comme les racines antérieures, ne présentent pas une intégrité totale de leurs tubes nerveux.

II. — **Cerveau (circonvolutions rolandiques)**. — Nous avons examiné par le procédé de Weigert-Pal, les circonvolutions rolandiques, à gauche et à droite. Cet examen a été négatif : les fibres intra-corticales (fibres radiaires, fibres tangentielles), et les fibres de projection sont en nombre normal. Ce résultat est important à signaler : il permet de conclure au caractère primitif des lésions que nous avons rencontrées dans la moelle épinière.

III. — **Nerfs optiques**. — Les nerfs optiques ont pu être examinés dans leur portion située en avant du chiasma, par le procédé de Weigert-Pal. Ce procédé montre une décoloration totale de toute la partie centrale du nerf à droite comme à gauche. Il ne persiste plus que quelques faiscicules noirs situés à *la périphérie* du tronc nerveux.

Nous avons déjà dit qu'à notre sens, il n'était pas nécessaire que plusieurs enfants d'une même famille fussent atteints pour que le caractère familial de l'affection existât.

Nous avons déjà dit le sens que nous attachions au mot familial. Lorsque nous nous trouverons en présence d'un cas isolé de paraplégie spasmodique il ne faudra donc pas repousser a *priori* la possibilité d'une lésion primitive de la moelle, de nature héréditaire.

Lorsque plusieurs enfants d'une même famille seront atteints dans les conditions que nous avons indiquées, la tâche sera simplifiée, mais en partie seulement, car s'il existe d'une part d'autres affections céré-brales et médullaires telles que les diplégies cérébrales, la maladie de Friedreich, etc., qu'il ne faudra pas confondre avec la para-plégie spasmodique familiale, il existe d'autres causes exogènes telles que la syphilis héréditaire, qui peuvent produire chez plusieurs enfants de la même famille le même tableau symptomatique très voisin de celui que nous avons décrit.

Nous devons éliminer, tout d'abord, les causes pour ainsi dire banales, qui peuvent produire comme symptôme dominant la para-plégie spasmodique.

A ce point de vue nous pouvons réunir dans un même groupe les *myélites transverses* et les diverses cau es de *compression de la moelle* (tumeurs, pachyméningite, cancer vertébral, mal de Pott, etc.). En dehors de l'évolution, et des différences symptomatiques, nous avons ici deux symptômes très importants qui font défaut ou à peu près complètement dans la paraplégie familiale, d'une part les dou-leurs (douleurs en ceinture) et les troubles de sensibilité, d'autre part les troubles sphinctériens (incontinence d'urine).

Nous n'avons pas besoin d'insister plus longuement sur ce côté clinique : nous ferons seulement remarquer, en ce qui a trait aux myélites transverses, que le foyer de nécrobiose peut passer inaperçu à un examen rapide et que dès lors on serait porté à prendre pour primitive une dégénérescence des faisceaux pyramidaux qui n'est en réalité que secondaire. A ce point de vue le cas rapporté par Dejerine et Sottas [1] est très instructif.

Les *myélites toxiques* et *infectieuses* (pellagre lathyrisme [2], plomb, etc.), ne prêtent pas non plus à confusion.

Signalons aussi le *rhumatisme chronique* qui peut dans certains cas s'accompagner d'un certain état de raideur des membres, d'exagération des réflexes rotuliens et même de trépidation spinale et simuler à première vue une paraplégie spasmodique. Nous n'avons pas à nous arrêter plus longuement à ces causes d'erreur.

Les lésions spinales de la *syphilis* devront nous occuper plus longuement. Erb [3] le premier a donné une description magistrale de la forme commune de la *paraplégie syphilitique spinale*. Sottas [4] a donné une étude approfondie de la question. Qu'on nous permette de rappeler le tableau que Erb a tracé de la paraplégie syphilitique spinale : « Les malades présentent dans leur maintien, la marche, les mouvements, le tableau de la paraplégie spinale spastique. Les réflexes sont exagérés mais la contracture est modérée : la vessie est régulièrement intéressée ; par contre la sensibilité n'est que très peu touchée, bien qu'on puisse toujours déceler une certaine atteinte de cette fonction. Il n'y a pas de douleurs considérables, l'atrophie musculaire manque, les bras, la tête et les nerfs crâniens sont indemnes... L'affection progresse lentement pour arriver à la parésie spastique très accentuée, rarement jusqu'à la paralysie complète... La paraplégie complète, s'améliore toujours et revient à l'état de parésie spastique... La faiblesse vésicale est presque constante ; la rétention et l'incontinence peuvent exister simultanément ou alternativement. »

Ainsi donc, les antécédents syphilitiques d'une part, d'autre part l'évolution et l'existence de troubles sphinctériens permettront de poser

---

[1] DEJERINE et SOTTAS. Sur un cas de dégénérescence ascendante dans les cordons antérieurs et latéraux de la moelle, *Soc. de Biologie*, 1895.

[2] CHARLINE (*Revue de médecine russe*, 1893) a signalé une épidémie de paralysie spasmodique due à l'intoxication par le lathyrus sativus. Sur 75 ouvriers habitant une ferme, 16 furent atteints de paraplégie spasmodique avec troubles des sphincters.

[3] ERB. Ueber syphilitische spinalparalyse. *Neurol. centrabl.*, mars 1892.

[4] SOTTAS. *Des paralysies spinales syphilitiques*. Th. Paris, 1891.

le diagnostic de myélite syphilitique, diagnostic qui, dans la plupart des cas, ne présentera pas une grande difficulté.

Il en est tout autrement lorsqu'il s'agit de *syphilis héréditaire* frappant plusieurs enfants d'une même famille, et nous ne saurions mieux faire, pour montrer les difficultés en face desquelles on peut se trouver, que de rappeler l'observation suivante de MM. le professeur Fournier et Gilles de la Tourette [1].

« En novembre 1893, M. X... vient consulter M. le professeur Fournier pour sa fillette qui est âgée de 11 mois et présente du côté des membres supérieurs et inférieurs des phénomènes qui l'inquiètent.

M. X... s'est marié à 24 ans en 1889. Trois ans auparavant il avait eu la syphilis. Son oncle paternel est ataxique. Sa femme est délicate et névropathe et le père de cette dame était atteint d'une maladie de la moelle. Une tante serait neurasthénique.

Après dix mois de mariage est née à terme une fillette qui est morte à 17 mois de broncho-pneumonie.

Cette enfant n'avait jamais marché; sa tête se tenait difficilement droite, roulant d'une épaule sur l'autre, les reins faiblissaient constamment. Les membres supérieurs étaient maladroits; les membres inférieurs d'abord mous, paralysés jusque vers le cinquième mois, étaient devenus ensuite peu à peu raides.

L'enfant paraissait intelligente, mais elle parlait à peine. Lorsqu'elle mourut elle avait 17 dents toutes en bon état.

Sa sœur que l'on nous amène est pour ainsi dire la copie, mais un peu atténuée, de son aînée. Elle est venue à terme le 25 décembre 1892. Elle a donc actuellement (novembre 1893) 11 mois.

C'est une enfant assez grande pour son âge et ne présentant aucune anomalie apparente de développement.

La tête est assez bien conformée, elle paraît intelligente, bien qu'elle bégaye à peine quelques mots inintelligibles. Elle semble bien reconnaître les personnes de son entourage.

Les dents sont en bon état.

L'enfant est incapable de tenir sa tête droite, à moins que celle-ci ne repose par sa partie postérieure sur la poitrine de sa nourrice qui la tient sur ses genoux : autrement elle s'incline à droite ou à gauche. Ce soutien est aussi nécessaire pour assurer la rectitude de la colonne vertébrale, le tronc s'infléchissant à droite ou à gauche s'il n'est pas soutenu. L'enfant lève très difficilement les bras.

Les membres inférieurs sont manifestement raides. On les plie sans force,

1 FOURNIER et GILLES DE LA TOURETTE. *Nouv. Iconographie de la Salpêtrière*, 1895, p. 26.

vu l'âge de l'enfant, mais cependant ils semblent être en extension constante. Les réflexes tendineux semblent forts; il n'y a pas de trépidation spinale, pas de troubles de sensibilité; les pupilles réagissent bien à la lumière.

L'enfant a été soumise au traitement mixte en alternant le mercure et l'iodure. Le traitement a été cessé et repris plusieurs fois. Chaque fois il y a eu amélioration. »

Ce qui nous intéresse tout particulièrement dans cette observation, c'est le caractère familial de l'affection, qui rend le diagnostic encore plus difficile.

S'agit-il dans ce cas d'une affection spinale syphilitique ou bien seulement para-syphilitique ?

S'agit-il, autrement dit, d'accidents médullaires spécifiques, ou bien sommes-nous en présence d'un tabes spasmodique par dégénérescence précoce héréditaire des cordons antéro-latéraux de la moelle? Les auteurs ne se prononcent pas, mais semblent pencher pour la première hypothèse.

Dans le même mémoire, ils rapportent un autre cas non familial d'un enfant né avant terme à 6 mois et demi et qui présentait en plus des signes certains d'hérédo-syphilis le tableau clinique de la maladie de Little. On sait, que dans sa thèse Gardié[1] avait émis l'hypothèse, sans du reste en donner de preuve anatomique, que l'hérédosyphilis pouvait entraîner le non-développement des cordons antéro-latéraux de la moelle. Gardié rapportait l'histoire de 3 frères âgés respectivement de 8 ans et demi, 7 ans et 6 ans et qui présentaient les symptômes suivants : retard de développement tant au point de vue physique qu'au point de vue intellectuel, marche tardive, faiblesse musculaire générale, avec atrophie marquée, absence presqu'absolue de certains groupes musculaires, contracture légère de certains autres muscles; incertitude et incoordination des mouvements, démarche titubante, pas inégaux, équinisme et ensellure, sensibilité générale conservée, déformations dentaires. Ces malades avaient été présentés par M. Artigalas à Charcot qui avait ainsi formulé son diagnostic : « Après examen, je pense que chez les 3 petits malades, il ne s'agit pas de pseudo-hypertrophie, mais bien d'un arrêt ou d'un retard de développement des cordons antéro-latéraux de la moelle

[1] GARDIÉ. *Non-développement hérédo-syphilitique des cordons antéro-latéraux de la moelle*. Th. Paris, 1889.

donnant lieu à une parésie spasmodique avec réflexes exagérés, trépidation spinale, etc. Il est probable que leur état s'améliorera. »

A côté de ces cas nous pouvons citer ceux de Minkowski (*Deutsch. Arch. f. Med.*, t. XXXIV) dans lequel la syphilis est explicitement notée, de Hoffmann (*Neur. central.*, 1894) qui a observé un enfant de 14 ans né de père syphilitique et atteint de rigidité spasmodique depuis 2 ans, de Mendel (*Soc. méd. de Berlin*, 1893) qui a trait à un homme de 32 ans, issu de mère syphilitique, chez lequel l'affection avait débuté à l'âge de 6 ans, de Breton (*Gaz. des Hôpitaux*, 1894) qui dans un cas de maladie de Little a noté l'origine hérédosyphilitique de l'affection, de Homen (*Neur. central.*, 1890) qui a observé, chez 3 frères et sœur hérédo-syphilitiques, une démence progressive, des troubles de la parole, une raideur et incertitudes des jambes.

Mais il faut arriver au mémoire fondamental publié par M. Gilles de la Tourette [1] en 1896 pour voir l'affection définitivement classée. La syphilis héréditaire frappe la moelle épinière à 3 périodes de l'existence : pendant la vie intra-utérine, pendant les premières années jusqu'à l'adolescence, pendant l'adolescence et l'âge mur. C'est ainsi que M. Gilles de la Tourette classe les observations déjà parues, auxquelles il ajoute un certain nombre d'observations personnelles ou inédites, quelques-unes avec autopsie.

M. Gilles de la Tourette a montré que si les cas de syphilis cérébro-médullaire sont les plus fréquents il en est d'autres où la moelle seule est touchée. M. Gasne [2] a de nouveau étudié minutieusement 37 moelles de fœtus dont 26 étaient nés de parents syphilitiques, il a trouvé 4 fois des lésions profondes et a pu constater leur analogie complète avec celles de la syphilis acquise ; 7 fois les lésions étaient plus légères mais encore non douteuses.

On conçoit donc, d'après ces données, que plusieurs enfants d'une même famille, issus de parents syphilitiques puissent être atteints de syphilis médullaire et on se rendra compte de la difficulté du diagnostic avec la paraplégie familiale. Cependant les lésions de la

[1] GILLES DE LA TOURETTE. La syphilis héréditaire de la moelle épinière. *Nouv. Iconographie de la Salpêtrière*, 1896. — Mémoire présenté à l'Académie de médecine par M. le professeur Fournier.

[2] GASNE. *Localisations spinales de la syphilis héréditaire*. Th. Paris, 1897.

syphilis héréditaire étant les mêmes que celles de la syphilis acquise, les symptômes seront également concordants dans les cas types tout au moins. Là encore nous trouverons les troubles sphinctériens qui n'existent pas dans la paraplégie familiale.

« Presque toujours, dit M. Gasne, les sphincters sont atteints : mictions impérieuses et incontinence, si le besoin n'est pas immédiatement satisfait ou au contraire retard de la miction, nécessitant une poussée quelquefois infructueuse; en général constipation plutôt qu'incontinence des matières fécales. »

Enfin et surtout on recherchera attentivement les signes d'hérédo-syphilis car si nous sommes désarmés devant la paraplégie spasmodique familiale, un traitement bien dirigé peut améliorer et même rapidement guérir une myélite syphilitique héréditaire.

Remarquons, en passant que M. Gasne, n'a jamais rencontré la syphilis héréditaire, dans l'étiologie de la maladie de Friedreich.

Nous devons ajouter que certains cas, considérés par la majorité des auteurs comme des exemples de syphilis héréditaire, ont été publiés sous le nom de sclérose en plaques. Nous faisons allusion aux cas bien connus de Dickinson[1] et de Moncorvo[2] qui dans 3 mémoires successifs a rapporté 7 cas de sclérose en plaques chez des enfants hérédo-syphilitiques. Les symptômes présentés par ces malades : crises épileptiques, idiotie, hémiplégie, athétose, nystagmus, démarche titubante font bien plutôt penser à la sclérose cérébrale dont l'origine hérédo-syphilitique est des plus intéressantes. Notons que les deux dernières observations de Moncorvo ont trait à 2 frères.

Nous devons également rappeler ici les cas de *paralysie spastique récidivante*, rapportés par Friedmann[3].

Le premier cas a trait à un enfant de 10 ans que l'auteur considère comme hérédo-syphilitique. A un an et demi apparition d'une cyphose cervicale et d'une paralysie spastique des membres inférieurs. A 2 ans et demi guérison complète. A 7 ans, deuxième attaque de paralysie spasmodique avec incontinence d'urine, guérison en un an.

[1] Dickinson. *Med. Times and Gaz.*, 1878.

[2] Moncorvo. *Contribution à la sclérose multiloculaire chez les enfants*, Paris, 1884, et *Rec. mens. des mal. de l'enfance*, 1887 et 1895.

[3] Friedmann. Sur la paralysie spinale spastique récidivante (probablement syphilitique) de l'enfance. *Deut. Zeit. f. Nerven.*, 1892.

A 10 ans, troisième attaque qui guérit en onze mois sous l'influence du traitement mercuriel. L'enfant n'a aucun trouble cérébral.

Le deuxième cas se rapporte à un enfant considéré également comme hérédo-syphilitique. A quatre semaines, éruption cutanée; à cinq semaines, diplégie : un an après, guérison. A 2 ans, paralysie du bras gauche qui dure six semaines. A 4 ans, paralysie spasmodique des membres inférieurs avec incontinence d'urine qui guérit au bout de six mois à la suite du traitement antisyphilitique.

Friedmann rapproche cette forme curieuse du type de paraplégie spasmodique syphilitique décrit chez l'adulte par Erb.

Devons-nous faire ici le diagnostic de la paraplégie familiale avec le *tabes dorsal spasmodique* ?

Nous avons précédemment indiqué quel était aujourd'hui l'état de la question et nous avons montré les différentes lésions anatomiques très diverses, qui peuvent donner lieu au syndrome tabes spasmodique.

Mais nous avons dit aussi que le tabes spasmodique reconnaissait parfois pour cause une sclérose combinée primitive des faisceaux blancs de la moelle. Or nous savons que c'est précisément là, la lésion anatomique décrite dans le cas familial de Strumpell, et nous avons rapproché, dans le chapitre précédent, les différents exemples de sclérose combinée primitive connus. Les cas sont peu nombreux et leur interprétation difficile ; mais nous pensons cependant qu'ils sont très voisins les uns des autres, si toutefois ils ne sont pas identiques.

Ainsi envisagé, nous ne pensons pas que le tabes spasmodique doive être rayé du cadre nosologique et les exemples de paraplégie spasmodique familiale nous paraissent être de nouvelles preuves de son existence.

Si l'on veut bien se rappeler le tableau que nous avons tracé de la paraplégie familiale il sera facile de prévoir la difficulté du diagnostic avec la *sclérose en plaques*. Les deux exemples qui suivent sont tout à fait démonstratifs.

M. Pitres a publié le résultat de l'autopsie du malade qui avait servi à Charcot comme type de tabes dorsal spasmodique. Il s'agissait en réalité d'une sclérose en plaques.

Par contre Strumpell avait posé le diagnostic de sclérose en plaques chez les deux frères Gaum. L'autopsie de l'un d'eux démontra l'existence d'une sclérose combinée. Aussi sommes-nous autorisés à dire, devant ces faits, que dans bien des cas le diagnostic anatomique ne pourra être fait.

Il y a quelques années encore, on se serait appuyé sur certaines considérations, à savoir que la sclérose en plaques est exceptionnelle dans l'enfance, qu'elle n'est pas héréditaire, qu'elle n'est pas familiale.

Dans la première partie de cette thèse nous avons indiqué quelles étaient nos connaissances actuelles à ce sujet et nous avons cité les observations les plus connues de sclérose en plaques survenant dans les conditions que nous étudions. Nous avons rappelé le cas d'Eichhorst dans lequel, le diagnostic de sclérose en plaques infantile et héréditaire, avait été vérifié à l'autopsie. Il est donc fort possible que des cas familiaux soient un jour publiés avec constatation anato mique.

Ces réserves étant faites sur la difficulté du diagnostic, recherchons sur quels symptômes on pourra s'appuyer pour différencier les deux affections.

Tout d'abord la forme pure de paraplégie spasmodique, celle que l'on observe le plus fréquemment, ne s'accompagne ni de tremblement intentionnel des membres supérieurs, ni de troubles de la parole, ni de nystagmus.

Ce n'est donc que pour la forme simulant la sclérose en plaques, que le diagnostic sera plus difficile.

Remarquons tout d'abord que le caractère familial est la règle dans la paraplégie spasmodique familiale; jusqu'à présent il constitue l'exception pour la sclérose en plaques. La paraplégie spasmodique débute le plus souvent dans l'enfance, vers la dixième année, ou avant 15 ans. La sclérose en plaques débute plus tardivement, vers 20 ou 30 ans. Elle paraît succéder plus généralement à une maladie infectieuse et tout particulièrement à la fièvre typhoïde : son tableau symptomatique est plus complexe, plus diffus que celui de la paraplégie spasmodique où l'état spastique des membres inférieurs tient avant tout la première place. La démarche est plutôt cérébello-spasmodique, que franchement spasmodique : le tremblement volontaire est plus marqué; enfin, d'après Freud (de Breslau), les troubles de la sensibilité seraient fréquents quand on les recherche avec soin ; la parole est scandée plutôt que lente et monotone, enfin il existe des rémissions parfois très longues dans l'évolution de la maladie. Nous pouvons réunir ces différences symptomatiques dans le tableau suivant, en prenant bien entendu comme exemple un cas type.

SCLÉROSE EN PLAQUES	PARAPLÉGIE SPASMODIQUE FAMILIALE
Pas de caractère familial.	Caractère familial.
Début entre 20 et 30 ans.	Début avant 15 ans.
Succède généralement à une infection.	Pas de cause occasionnelle ou bien cause banale.
Démarche cérébello-spasmodique.	Démarche spasmodique.
Parfois forme hémiplégique, après ictus apoplectiforme.	Forme paraplégique. Pas d'ictus.
Peu de tendance aux attitudes vicieuses.	Tendance aux attitudes vicieuses.
Pied bot peu marqué.	Pied bot varus équin ou du type de Friedreich.
Troubles de sensibilité.	Pas de troubles de sensibilité.
Parole scandée.	Parole lente, monotone.
Tremblement volontaire à grandes oscillations.	Tremblement à petites oscillations.
Les troubles oculaires sont parfois unilatéraux ou asymétriques.	Les troubles oculaires sont symétriques.

Nous ne ferons que citer ici la *sclérose latérale amyotrophique* et la *syringomyélie* dont les exemples familiaux sont très rares. Du reste ces maladies se distinguent par des signes si spéciaux que le diagnostic n'offrira guère de difficultés. Si même nous prononçons ici leurs noms, c'est que pour certains auteurs, ces affections seraient aussi des maladies dues à un vice de développement ce que tendraient à prouver les cas familiaux publiés. Dans quelques cas frustes, la signification clinique et même anatomique sera discutable. Tel le cas de Strumpell que nous avons analysé plus haut et qui semble appartenir à la sclérose latérale amyotrophique.

Les exemples de *maladie de Friedreich* sont aujourd'hui nombreux et si cette affection se rapproche de la paraplégie familiale par certains côtés, et surtout par la conception que l'on se fait de la pathogénie des deux affections, elle s'en distingue par certains symptômes très importants qui différencient les deux maladies.

La maladie de Friedreich frappe généralement plusieurs enfants d'une même famille, parfois un seul : elle est rarement héréditaire. Elle débute avant la 14e année et le plus souvent au même âge, à 2 ou 3 ans près, chez les frères et sœurs : elle survient parfois à la suite d'une maladie infectieuse. Tous ces points lui sont communs avec la paraplégie familiale.

Mais les signes objectifs sont très différents.

Au lieu du type spasmodique, nous avons dans la maladie de Friedreich le type tabéto-cérébelleux de la marche qui est surtout et avant tout incoordonnée. L'ataxie statique et l'abolition des réflexes rotuliens sont la règle. Rarement les réflexes rotuliens sont seulement diminués, enfin il existe une scoliose que l'on ne rencontre pas dans la paraplégie spasmodique.

Comme pour cette dernière affection, les douleurs manquent le plus souvent, et les troubles sensitifs sont peu accentués, ainsi que les troubles sphinctériens, il existe souvent du tremblement intentionnel des membres supérieurs, des troubles de la parole; les troubles de la vue sont fréquents, on constate le nystagmus et parfois aussi l'atrophie optique. Quant au pied bot, sur les caractères duquel Soca avait particulièrement insisté, nous avons montré qu'il n'était pas particulier à la maladie de Friedreich, mais qu'il se rencontrait dans certains cas de paraplégie spasmodique.

Nous pouvons résumer ainsi les principales différences symptomatiques des deux affections.

MALADIE DE FRIEDREICH	PARAPLÉGIE SPASMODIQUE FAMILIALE
Incoordination des membres inférieurs.	Pas d'incoordination.
Démarche tabéto-cérébelleuse.	Démarche spasmodique.
Ataxie statique.	Pas d'ataxie statique.
Abolition des réflexes.	Réflexes exagérés.
Pas de trépidation spinale.	Trépidation spinale.
Mouvements choréiformes.	Pas de mouvements choréiformes.
Vertiges fréquents.	Pas de vertiges.
Scoliose.	Pas de déformation de la colonne vertébrale.

Anatomiquement la maladie de Friedreich est une sclérose combinée : les cordons postérieurs, pyramidaux et cérébelleux directs sont pris ; mais ici les lésions ont une prédominance marquée sur les cordons postérieurs, ce qui peut-être explique les signes tabétiques observés. La substance grise est généralement prise également et il existe une gracilité remarquable de la moelle.

Il est donc naturel de considérer la maladie de Friedreich et la paraplégie spasmodique familiale comme deux affections très voisines l'une de l'autre, ce qui explique les formes de transition possibles ; et Soca admet que si, dans des cas d'ailleurs très rares de maladie de Friedreich, les réflexes rotuliens sont ou conservés ou même exagérés, c'est que les lésions des faisceaux pyramidaux tendent dans ces cas à prendre plus d'importance.

Mais si ces deux affections rentrent dans le même grand groupe des maladies par vice de développement ou d'évolution, nous pensons qu'il faut conserver les deux types cliniques bien distincts l'un de l'autre, et tels que nous les représentent la plupart des exemples observés.

On est loin d'être fixé sur le substratum anatomique de la maladie de Marie, de l'*hérédo-ataxie cérébelleuse*. Là encore il s'agirait d'une sclérose combinée, mais on observerait en outre l'atrophie du cervelet. Au point de vue clinique nous trouvons ici un symptôme très important et qui, à lui seul, fixera toujours l'attention, c'est l'incoordination cérébelleuse caractérisée par la démarche ébrieuse et la titubation.

L'hérédo-ataxie cérébelleuse débute plus tardivement que la maladie de Friedreich et la paraplégie spasmodique.

Sur 28 cas rapportés par P. Londe, 13 fois elle était survenue après 20 ans, 5 fois après 30 ans, et 2 fois après 40 ans, huit fois seulement elle avait débuté avant 20 ans.

Ce début tardif explique ce fait, que les malades se marient souvent avant d'être atteints, et que l'on retrouve ainsi la maladie chez les ascendants, bien plus souvent que pour la maladie de Friedreich ou la paraplégie spasmodique.

D'autres symptômes indiqués par P. Londe dans sa thèse, séparent encore les deux affections. C'est ainsi que du côté des membres séuprieurs on note souvent, non seulemert un tremblement qui simule celui de la sclérose en plaques, mais encore un certain degré d'ataxie des mouvements et des secousses choréiformes. La parole est presque toujours modifiée et il existe des troubles de la mimique et du tremblement de la langue. La scoliose et le pied bot sont exceptionnels. Les réflexes rotuliens sont conservés, quelquefois exagérés, mais le clonus du pied s'observe beaucoup plus rarement :

Comme dans la paraplégie spasmodique on ne trouve ni troubles sensitifs, ni troubles des sphincters, mais par contre des troubles oculaires : nystagmus, atrophie optique, et aussi des troubles moteurs de la musculature externe.

Bref par bien des points l'hérédo-ataxie cérébelleuse se rapproche de la paraplégie familiale, surtout quand celle-ci tend à prendre la forme de la sclérose en plaques.

La démarche cérébelleuse permettra, le plus souvent, de faire le diagnostic entre les deux affections.

Le tableau suivant donne les éléments du diagnostic.

HÉRÉDO-ATAXIE CÉRÉBELLEUSE	PARAPLÉGIE SPASMODIQUE FAMILIALE
Hérédité homologue.	Pas d'hérédité homologue.
Début après 20 ans.	Début avant 15 ans.
Incoordination cérébelleuse.	Pas d'incoordination.
Démarche ébrieuse.	Démarche spasmodique.
Secousses choréiformes.	Pas de secousses choréiformes.
Parole explosive.	Parole lente.
Tremblement de la tête.	Pas de tremblement de la tête.
Réflexes conservés.	Réflexes très exagérés.
Pas de trépidation.	Trépidation spinale.
Pas de pied bot.	Pied bot.

Nous devons parler maintenant de l'affection que l'on sera amené à confondre le plus souvent avec la paraplégie spasmodique familiale : *les diplégies cérébrales.*

Pour chercher à établir les différences cliniques des deux affections nous suivrons la division de Freud que nous avons rapportée plus haut.

Parfois il s'agit d'une *encéphalopathie infantile* de cause exogène (traumatisme, méningite chronique, etc.), parfois, mais plus rarement, il s'agit de *diplégie familiale* de cause endogène, par vice de développement.

Les malades du premier groupe seront assez facilement reconnaissables. Ce sont pour la plupart, et quelle que soit la théorie acceptée pour expliquer la pathogénie des lésions anatomiques, ce sont des enfants nés avant terme, ou bien venus après un accouchement laborieux ou présentant à leur naissance l'état indiqué sous le nom d'asphyxie des nouveau-nés. Ce sont des enfants chétifs, petits, malingres, qui prennent mal le sein. Leurs dents sont en retard. Ils marchent tardivement ou ne marchent jamais convenablement. Il est rare qu'un jour ou l'autre ils ne présentent pas de convulsions. Dans d'autres cas l'enfant est venu à terme, mais vers 2 ou 3 ans il a eu une maladie infectieuse, fébrile. Il a présenté à ce moment des convulsions, des vomissements, des douleurs de tête, en un mot des signes de méningite ; depuis il ne s'est jamais bien porté et ses facultés intellectuelles se sont arrêtées dans leur développement.

Quoi qu'il en soit, vers 8 ou 10 ans, l'enfant est très arriéré, sinon complètement idiot : il ne sait ni lire ni écrire ; il est méchant, menteur et paresseux. Enfin ses parents s'aperçoivent qu'il est atteint de troubles moteurs, dont nous avons rappelé les différents aspects d'après la classification de Freud. C'est tantôt une hémiplégie infantile, tantôt une diplégie, tantôt une athétose généralisée.

Parfois, cependant, le tableau est celui de la paraplégie spasmodique, avec exagération des réflexes et clonus du pied, sans troubles de la sensibilité ni des sphincters.

Dans quelques cas, lorsque les lésions sont limitées à la zone motrice, on note l'absence de troubles intellectuels et l'on devine la difficulté du diagnostic.

Cependant, dans ces cas, l'affection n'est pas familiale, un seul enfant est atteint et l'on peut souvent retrouver par un interrogatoire minutieux, une des causes étiologiques que nous venons de rappeler.

Bien plus difficile encore sera le diagnostic lorsqu'il s'agira de diplégie cérébrale et familiale, au sens où Freud emploie cette dénomination et dont il a rapporté deux exemples, que nous avons analysés au commencement de cette thèse. Le tableau clinique ressemble par bien des points à celui de la paraplégie spasmodique familiale.

Les troubles intellectuels notamment dont la signification anatomique est si importante, peuvent manquer. Il s'agit, il est vrai, de diplégies, dans ces cas, mais nous savons que les membres supérieurs peuvent être pris à un certain moment, dans la paraplégie spasmodique familiale. Quant aux troubles oculaires, ils peuvent se rencontrer dans cette dernière affection et leur présence n'implique pas forcément l'origine cérébrale de l'affection.

Nous ne croyons pas être suffisamment armés pour pouvoir aborder avec fruit l'étude des différences cliniques de la paraplégie spasmodique d'origine cérébrale ou d'origine spinale.

Lorsque nos connaissances anatomo-pathologiques se seront étendues, l'étude comparée des lésions et des symptômes observés, permettra de rapporter à chaque localisation morbide ses symptômes spéciaux.

Enfin en présence d'une paraplégie spasmodique survenant chez un enfant, surtout si cette paraplégie survient brusquement, à la suite d'une frayeur ou d'une émotion, il ne faudra pas oublier que l'*hystérie* n'est pas exceptionnelle dans l'enfance et on devra en rechercher les stig·mates. Nous observons en ce moment une fillette de 12 ans, qui, à la suite d'une peur, présente, depuis 3 ans, une hémichorée molle des plus nettes, qui a déjà guéri trois fois pour revenir à la suite de nouvelles émotions. L'enfant présente en outre d'autres stigmates de la névrose. C'est là une cause d'erreur qu'il faut toujours avoir présente à l'esprit pour le diagnostic des affections nerveuses.

Si nous jetons un regard d'ensemble sur le chapitre que l'on vient de lire, nous croyons pouvoir en tirer les conclusions suivantes :

La paraplégie spasmodique peut survenir à la suite de *causes exogènes* très diverses qui agissent sur la moelle soit mécaniquement (compressions), soit en déterminant des myélites infectieuses ou toxiques.

Elle peut se rencontrer dans d'autres affections médullaires ou cérébrales qui sont primitives, généralement systématiques, de *cause endogène* et tenant à un vice héréditaire de développement. Les cas sont encore trop peu nombreux, les autopsies trop rares pour déterminer les limites exactes de ce groupe qui tend à prendre chaque jour une place de plus en plus grande, et de spécifier les maladies qui le constituent. Mais cette distinction nous semble fondamentale car si dans le premier cas, nos moyens d'action, quoiqu'encore limités, sont néanmoins évidents, et si dans ces cas nous pouvons arrêter le processus malade en détruisant la cause, nous devons reconnaître que nous sommes complètement désarmés devant ces dégénérescences primitives du système nerveux dont la marche nous apparaît, jusqu'ici du moins, comme fatalement envahissante.

Discussion de nos observations personnelles. — Puisqu'il ne nous a pas été donné de pouvoir apporter de nouvelles preuves anatomiques de paraplégie spasmodique familiale, nous devons dire ici pour quelles raisons, nous nous croyons autorisé à faire rentrer dans ce groupe morbide les observations personnelles que nous publions à la fin de cette thèse.

Si nous jetons un coup d'œil d'ensemble sur les symptômes présentés par notre première malade, la première idée qui vient à l'esprit est qu'il s'agit ici d'une sclérose en plaques. Cependant il existe quelques différences. Tout d'abord la démarche est spasmodique et non pas cérébello-spasmodique. Ce qui domine ici la situation, ce sont les troubles de la marche qui ont débuté par des faiblesses qui survenaient brusquement dans les jambes. La déformation que nous observons du côté des pieds : ce pied bot très semblable à celui de la maladie de Friedreich ne fait pas partie du tableau de la sclérose en plaques. Enfin il n'existe aucun trouble de la parole et les troubles de la sensibilité objective font défaut. Nous savons, d'autre part, que le tremblement intentionnel des membres supérieurs, le nystagmus et la décoloration de la papille peuvent se rencontrer dans la paraplégie familiale.

Le frère et la sœur de la malade présentent en réalité peu de chose, mais ce quelque chose, a, croyons-nous, une certaine importance. Comme leur sœur aînée, ils ont été pris l'un et l'autre vers la dixième année, de ces troubles si particuliers de la marche. Ils ne peuvent marcher longtemps, sans buter et sans éprouver également ces faiblesses qui manquent de les faire tomber. Le garçon a des réflexes rotuliens forts, sans trépidation spinale. Les genoux sont un peu rentrés en dedans. Les pieds ont tendance à se mettre en dedans.

Nous pensons qu'il s'agit ici d'un exemple de paraplégie spasmodique familiale; et qu'il nous soit permis d'ajouter, que c'est également là l'opinion de M. le professeur Raymond.

Notre seconde observation a trait à une jeuue fille qui n'a ni frères
ni sœurs et qui est atteinte de paraplégie spasmodique typique, sans
troubles oculaires et sans aucun symptôme du côté des membres supérieurs. Le cas serait des plus nets et la lourde hérédité nerveuse que
présente cette enfant expliquerait assez la faiblesse congénitale de
son système nerveux si l'on ne notait quelques modifications du caractère qui sont apparues à la suite d'une chute sur la tête survenue à
4 ans. Mais la malade n'a jamais présenté ni convulsions, ni paralysie
d'aucune sorte : de plus, les troubles de la marche ne sont apparus
que 3 ans après l'accident. Quant aux troubles intellectuels, ils
n'existent pas en réalité. L'enfant sait lire, écrire, compter, et n'a
nullement perdu la mémoire. Elle est, il est vrai, d'une nature paresseuse, elle apprend difficilement, son caractère est difficile, mais,
enfant d'épileptique il n'est pas étonnant que son intelligence soit
quelque peu rétrécie.

Notre troisième malade a, lui aussi, subi un traumatisme, et c'est un
mois après sa chute que les troubles de la marche sont apparus.
Notons que pendant ce mois, il n'avait eu ni convulsions, ni paralysies
et que par suite il est difficile d'admettre une lésion cérébrale ou
médullaire (hémorrhagie méningée, hématomyélie, etc.) consécutive à
la chute. Notons encore la brusque aggravation des symptômes à
la suite d'une grippe. Nous savons du reste que le traumatisme est
cité dans deux observations précédentes. Nous penchons donc dans
ce cas pour une affection primitive de la moelle, et si l'on considère
que le frère du malade a mal marché dans son enfance, qu'il a uriné
au lit jusqu'à 16 ans, que la sœur a eu des crises d'hystérie, on nous
concèdera volontiers que cet enfant peut également avoir un système
nerveux quelque peu défectueux.

Nos deux observations XXI et XXII sont plus douteuses quant à
l'origine spinale de l'affection.

La jeune fille dont nous retraçons l'histoire dans le premier cas
présente, il est vrai, tous les symptômes d'une paraplégie spinale,
mais nous devons remarquer qu'elle a été atteinte vers l'âge de
15 mois de crises convulsives qui permettent de supposer qu'il s'est
produit quelque chose d'anormal du côté des méninges cérébrales.
Il faut remarquer qu'un frère est mort à 4 ans de méningite après
avoir présenté également des crises convulsives et une contracture

de la jambe gauche qui était en flexion. Peut-être s'agit-il d'un cas de diplégie familiale. Là encore nous retrouvons une hérédité très nette caractérisée par la chorée chronique présentée par la mère depuis sa naissance.

Notre observation 22 est intéressante par ce fait que la mère du petit malade avait présenté des troubles de la marche jusqu'à l'âge de 10 ans. Puis l'état s'était peu à peu amélioré.

Enfin, comme nous avons déjà eu l'occasion de le dire, nous avons pu observer dans le service de M. Gilles de la Tourette une jeune femme de 26 ans, atteinte d'une affection héréditaire et familiale, affection qui nous paraît être une forme intermédiaire à la paraplégie familiale et à l'hérédo-ataxie cérébelleuse et que nous rapprochons de l'exemple publié par MM. Pauly et Bonne. C'est une nouvelle preuve de la fréquence des formes de transition.

§ 7. — **Pronostic et traitement.**

Le *pronostic* de la paraplégie spasmodique familiale se déduit
facilement de ce qui précède. Il est grave. En effet si la vie du malade
n'est pas directement menacée, l'affection est lentement progressive;
l'impotence fonctionnelle survient plus ou moins tôt, et dans certains
cas les attitudes vicieuses déterminent des infirmités vraiment épou-
vantables.

Notre *action thérapeutique* est des plus limitées. Les bains chauds,
le massage et surtout le repos seront surtout conseillés. On évitera
les fatigues, notamment les longues courses à pied, et tous les exer-
cices qui entraînent des mouvements répétés par action réflexe de la
moelle, comme l'usage de la bicyclette. Les médicaments dits recons-
tituants, comme le phosphate de chaux seront utilement employés. Il
est inutile d'insister.

Nous voulons seulement dire un mot d'une question très discutée
aujourd'hui : à savoir si l'on doit pratiquer les sections tendineuses
ou la section des nerfs.

Nous ne voulons pas prendre parti dans le débat, et notre compé-
tence est insuffisante; mais nous croyons qu'il faut surtout guider sa
conduite d'après le cas observé. Nous pensons que dans certains cas
les sections tendineuses, ou même la section des nerfs obturateurs
amenant une paralysie des adducteurs, peuvent rendre quelques ser-
vices. Nous avons observé, à l'infirmerie de la clinique, une jeune fille
de 16 ans atteinte de maladie de Little. Les deux genoux étaient
accolés l'un contre l'autre : il était presque impossible de les séparer
et cette adduction forcée des deux cuisses était la principale cause de
la gêne de la marche. M. le Dr Chipault a bien voulu pratiquer la
section des nerfs obturateurs. Le degré d'adduction a notablement
diminué et la marche est devenue un peu plus facile.

Lorsque l'on considère la triste situation de l'aînée des jeunes D... (fig. V) on comprend l'intérêt relatif mais appréciable, qu'il y aurait à déterminer chez cette jeune fille une paralysie flasque qui permettrait tout au moins des soins de propreté, qui sont actuellement presque impossibles. [1]

[1] Tout récemment M. le Dr Chipault a pratiqué, chez cette jeune fille, la section des nerfs obturateurs. Actuellement, les membres inférieurs ne sont plus croisés ; ils sont dans une rectitude presque complète, les genoux seulement rapprochés l'un contre l'autre. L'attitude de la malade est, à peu près, celle représentée par la figure III. C'est là un résultat très appréciable.

CONCLUSIONS

Les *diverses maladies familiales* du système nerveux ne présentent pas toujours entre elles, pour les différencier, des caractères cliniques nettement tranchés. Elles semblent réunies les unes aux autres par de *nombreuses formes de transition*. Anatomiquement les diverses parties du système nerveux peuvent être prises, isolément ou simultanément, et l'on retrouve dans la topographie des lésions les mêmes caractères variables et une systématisation moins marquée qu'on ne l'a prétendu.

Cependant il est permis de *réunir dans un même groupe* les cas qui présentent entre eux une ressemblance suffisante et d'en déduire le type le plus fréquemment observé. C'est à ce titre, qu'à côté des autres affections familiales, nous pensons qu'il y a place pour la paraplégie spasmodique familiale.

La *paraplégie spasmodique familiale* évolue tantôt sous les traits du *tabes spasmodique*, tantôt sous ceux de la *sclérose en plaques*, mais avec les particularités cliniques que nous avons indiquées. Elle répond anatomiquement, autant qu'il est permis de le supposer, d'après une seule autopsie de Strumpell, à une *sclérose combinée primitive* des cordons blancs de la moelle et en particulier des faisceaux pyramidaux, cérébelleux direct et de Goll.

Ainsi envisagée la paraplégie spasmodique familiale peut être considérée comme une forme du *tabes spasmodique* de Charcot, d'essence *héréditaire*. Le *tabes* spasmodique, qui est l'expression clinique d'affections organiques très différentes, peut aussi reconnaître pour substratum anatomique une sclérose combinée primitive de la moelle, et c'est sous cette forme qu'il serait peut-être possible de le considérer comme entité morbide.

OBSERVATIONS

A. — Obs. I (Personnelle).

Paraplégie spasmodique. Tremblement intentionnel des membres supérieurs. Troubles oculaires chez une jeune fille de 18 ans. Troubles de la marche chez deux autres enfants moins âgés.

Antécédents héréditaires. — La mère est très nerveuse. Elle se plaint souvent d'étourdissements, de vertiges, d'étouffements surtout lorsqu'elle est contrariée. Elle présente un tremblement des mains comparable à celui que l'on observe dans le goitre exophtalmique. A différentes reprises elle a eu de l'agoraphobie. Elle était obligée de se tenir aux maisons et ne pouvait traverser seule les rues un peu larges. Elle se fatigue facilement mais ne présente aucun symptôme d'une affection organique : ni exagération des réflexes rotuliens, ni diminution de la force musculaire, ni troubles de la sensibilité, ni troubles oculaires.

Elle a eu 8 enfants, tous nés à terme, dans les conditions les plus normales. Jamais le forceps n'a été employé. Tous les enfants ont bien respiré à la naissance, jamais elle n'a fait de fausse couche.

De ces 8 enfants, cinq sont morts en bas âge, un du croup, un de cholérine, trois de méningite.

Il reste une fille de 18 ans, la malade actuelle, un garçon de 12 ans et une fille de 10 ans et demi. Une sœur de la mère est morte aliénée dans une maison de santé. Le père est un alcoolique. Pour juger son état mental, qu'il nous suffise de dire qu'il est actuellement en prison pour avoir essayé de violer sa fille aînée ainsi que d'autres fillettes.

Les grands-parents étaient sains et personne dans la famille ne présenterait d'accidents semblables.

Les parents ne sont pas consanguins. Nous n'avons relevé aucun symptôme qui puisse faire soupçonner la syphilis.

I. — Jeanne T..., 18 ans, teinturière, entrée le 10 mars 1897 à la clinique.

Née à terme. La malade a fait ses dents et marché à l'âge normal. A 18 mois aurait eu un commencement de méningite avec convulsions qui auraient du reste été de courte durée. A 4 ans, rougeole et dans la suite à différentes reprises bronchites et fluxions de poitrine. La malade a été réglée à 14 ans. Ses règles ont été irrégulières jusqu'à il y a deux mois. Depuis, elles sont normales.

C'est vers 8 ou 9 ans que sa mère s'est aperçue qu'elle marchait mal et que par moments elle boitait. Il lui arrivait souvent de tomber lorsqu'elle voulait courir. Le pied droit « se tournait » fréquemment. Elle éprouvait aussi « des faiblesses » dans le genou droit et la jambe fléchissait pendant la marche, ce qui exposait la malade à des chutes. Sur le conseil des médecins, elle passa un an au bord de la mer et revint légèrement améliorée. Vers l'âge de 11 ans elle commença à ressentir des douleurs dans la jambe droite. Ces douleurs survenaient par accès qui duraient un quart d'heure environ. Elles étaient surtout localisées au genou droit qui était comme broyé. Dans toute la jambe la malade ressentait une constriction qui l'empêchait de marcher. (Nous faisons remarquer que pendant son séjour à la clinique la malade n'a jamais accusé de telles douleurs.)

Vers l'âge de 12 ans les douleurs seraient apparues dans la jambe gauche, qui devint, dit-elle, aussi faible que la droite. A la même époque les pieds ont commencé à « se tordre ». La pointe avait tendance à se porter en dedans, le poids du corps reposant sur le bord externe. De ce côté la semelle des chaussures était plus usée. En même temps la malade remarquait que ses pieds se déformaient et devenaient plus « tassés ». La marche était difficile. Les jambes étaient raides et la malade ne pouvait faire de longues courses. Depuis 2 ans la vue a baissé.

État, au mois de mars 1897. — Jeune fille de taille moyenne. Bonne santé générale. Les organes internes sont sains.

On ne note aucune déformation du crâne ni de la voûte palatine. Les dents sont normales. Sauf une incisive supérieure très légèrement dentelée.

La malade vient à l'hôpital pour les troubles de la marche. Au repos, au lit, les membres inférieurs ne présentent pas de déformation. Le relief des masses musculaires est normal. Les deux jambes sont de taille égale, les genoux légèrement rentrés en dedans. Les pieds sont en varus équin, la pointe des pieds tournée en dedans et le bord interne un peu relevé. De plus, le pied est trop court, dans son axe antéro-postérieur. Il est comme tassé, d'arrière en avant : il est très fortement cambré et à la saillie dorsale correspond une voussure plantaire très exagérée. Les orteils ont leur première phalange en hyperextension, les dernières en flexion. Ce *pied bot* rappelle l'aspect du pied bot de Friedreich, cependant le gros orteil n'est pas en hyperextension complète.

Les mouvements passifs imprimés aux membres inférieurs se font facilement. Dans les mouvements actifs la force musculaire est normale pour tous les mouvements du pied, de la jambe et de la cuisse.

La marche est possible sans aide et sans appui, mais la malade ne peut faire de longues courses sans éprouver une grande fatigue. Sur un sol inégal, les pieds buttent fréquemment. La *démarche est spasmodique*, elle est lourde. Les pieds se soulèvent peu au-dessus du sol et le poids du corps retombe lourdement sur la jambe qui marque le pas en avant. Les *réflexes rotuliens sont exagérés*. Lorsque l'on percute le tendon rotulien, on perçoit après le mouvement réflexe quelques contractions dans le muscle quadriceps. La *trépidation spinale* existe très nettement des deux côtés. Si l'on percute plusieurs fois le tendon rotulien ou si l'on détermine le clonus du pied on produit dans tout le membre un état de contracture qui gêne la marche pendant quelques minutes : l'obscurité n'a pas d'influence sur les mouvements volontaires.

Pas de signe de Romberg. Pas d'ataxie statique. On constate un peu de raideur dans les muscles des lombes. La malade tient son tronc raide en mar-

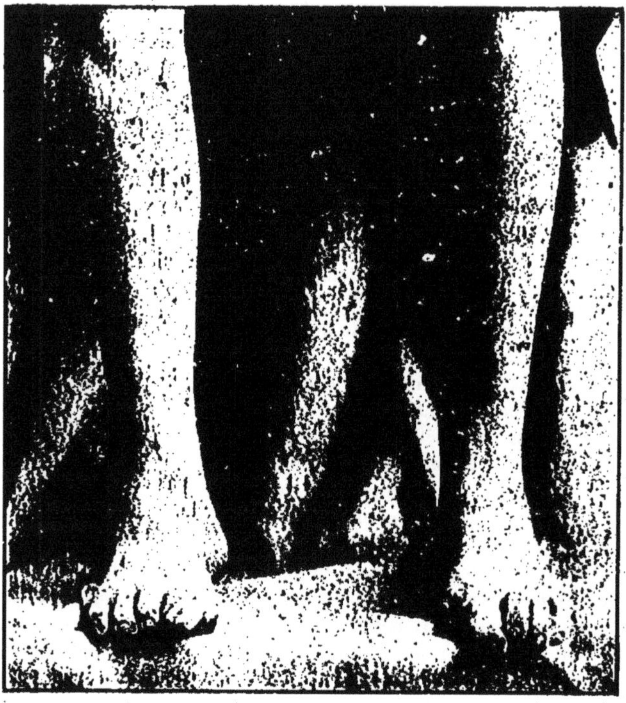

chant. Il n'y a aucune déformation de la colonne vertébrale. Rien du côté des muscles de l'épaule, du bras, du cou, et de la face.

Du côté des membres supérieurs il existe un *tremblement intentionnel*, à l'état d'ébauche. Au moment de saisir un objet, la main plane un instant et à la fin du mouvement volontaire, il existe quelques minimes oscillations horizontales. La force musculaire est normale. Le dynamomètre marque : 25 à droite ; 18 à gauche.

Pas de tremblement de la langue. Pas de troubles de la déglutition. Pas de troubles de la mimique. La parole est normale : un peu lente toutefois. Jamais il n'y a eu de troubles des sphincters.

Il n'y a pas de troubles trophiques : seulement une sudation exagérée des pieds qui présentent un certain empâtement des tissus sous-cutanés. Il n'y a pas d'atrophie musculaire. L'examen électrique des muscles, fait par M. Huet, n'a permis de constater aucune modification qualitative des réactions électriques, ni aucune trace de réaction de dégénérescence.

D'une façon générale la sensibilité est normale. Les quelques troubles, d'ailleurs légers, de sensibilité subjective observés, peuvent être mis sur le compte de l'état névropathique de la jeune fille. C'est ainsi que la malade se plaint d'un point douloureux crânien ; un autre point douloureux existe sous le sein gauche. Pendant son séjour à la clinique, la malade n'a pas accusé de douleurs dans les jambes, mais plutôt une sensation de raideur et de fatigue. La *sensibilité* au tact, à la douleur, à la chaleur est *intacte*. Le sens musculaire est conservé, les réflexes cutanés normaux. Rien du côté de l'odorat, du goût et de l'ouïe.

La vue a beaucoup baissé dans ces derniers temps et la malade peut difficilement coudre. Voici l'examen que M. Sauvineau a bien voulu nous remettre : « *Nystagmus* oscillatoire horizontal au repos et pendant les mouvements. Tous les mouvements des yeux sont conservés. Pupilles égales : réflexe lumineux un peu affaibli, réflexe accommodateur énergique. *Papille légèrement décolorée* surtout dans le segment externe. Champ visuel légèrement rétréci. Acuité visuelle à 5 mètres : O D = 1/7 ; O G = 1/10. »

L'*intelligence* est de tous points normale. Il n'y a ni troubles des idées, ni perte de la mémoire.

Le caractère est vif et emporté : la malade pleure facilement, ou se met en colère dès qu'on la contrarie.

État, au mois de février 1898. — L'état ne s'est pas sensiblement modifié. Cependant la marche est peut-être un peu plus facile, mais l'exagération des réflexes et la trépidation spinale persistent.

Le tremblement intentionnel des membres supérieurs est actuellement très net ; il simule celui de la sclérose en plaques, mais les oscillations horizontales sont de faible amplitude.

La vue ne s'est pas améliorée, au contraire. On constate une *décoloration très nette de la papille* dans le segment externe, surtout marquée pour l'œil droit. L'acuité visuelle est très diminuée : OD = 1/7 ; OG = 1/7.

L'intelligence reste absolument normale.

II. — Georges T..., 12 ans, né à terme. N'a jamais eu de convulsions. A 8 ans, scarlatine. A 9 ans, varicelle. Depuis un an, c'est-à-dire à 11 ans, il a commencé à se plaindre de douleurs et de fatigue dans les jambes, surtout la droite. Sa mère a remarqué que depuis cette époque, il buttait fréquemment en marchant, qu'il se fatiguait vite, et qu'il lui arrivait souvent de tomber. La démarche est normale, cependant on constate un léger tremblement de la jambe droite au moment où le poids du corps repose sur cette jambe. La force musculaire est conservée. Pas de déformation du pied. Tendance au genu valgum. Les réflexes rotuliens sont un peu exagérés, mais il n'y a pas de trépidation spinale. Pas de troubles de la sensibilité, ni des sphincters. Pas de nystagmus. Pas de lésion du fond de l'œil. L'enfant est hypermétrope.

III. — Marcelle T..., 10 ans et demi. Depuis un an la mère a remarqué que l'enfant, jusque-là bien portante, marchait moins bien et qu'elle traînait la jambe. Elle aussi butte et tombe souvent. Elle éprouve, dans les jambes des faiblesses qui manquent de la faire tomber. La démarche est normale, cependant les pieds ont tendance à se tourner en dedans. La force musculaire est conservée. Pas d'exagération des réflexes, ni de trépidation spinale. Pas de troubles de sensibilité ni des sphincters. Pas de lésions oculaires : Toutefois dans la chambre noire le réflexe lumineux est très faible et très court. Rien du côté de la papille.

Obs. II (Personnelle).

Paraplégie spasmodique chez une jeune fille de 16 ans. Pas d'autres enfants dans la famille.

Antécédents héréditaires. — La grand'mère maternelle, âgée de 62 ans, était et est encore très nerveuse. Elle a eu pendant longtemps des crises de nerfs avec perte de connaissance, dont la nature hystérique paraît tout au moins vraisemblable. Elle a eu 9 grossesses : 1º deux jumelles mortes à 6 semaines ; 2º la mère de la malade ; 3º une fille morte à 32 ans, avait depuis longtemps des déformations rachidiennes (?) ; 4º un garçon mort à 14 mois de fistule à l'anus. Elle a eu 3 fausses couches dans l'intervalle de ces grossesses et deux enfants d'un autre père.

Le grand-père maternel est mort d'accident. Les grands-parents paternels sont bien portants.

La mère, actuellement âgée de 39 ans, présente depuis l'âge de 14 ans des *crises comitiales* qui seraient survenues à la suite d'une grande contrariété. Pendant ces crises, qui surviennent brusquement, la malade perd connaissance, se mord la langue et urine sous elle. Pendant les premières années ces crises revenaient trois ou quatre fois par semaine. Depuis elles se sont espacées : elle est actuellement en traitement et n'a pas eu de crise depuis un an. Elle présente un peu de faiblesse du côté droit. Le réflexe rotulien est exagéré de ce côté. Elle n'a jamais fait de fausse couche et n'a été enceinte qu'une fois.

Le père, âgé de 40 ans, est très nerveux et de caractère emporté. Les parents ne sont pas consanguins.

Antécédents personnels. — Alice B..., 16 ans, repasseuse, entrée le 12 janvier 1898 à la Clinique. Née à terme. L'accouchement a été laborieux, a duré 20 heures, mais l'enfant a respiré dès sa naissance. Elle a commencé à parler à un an et à marcher à 16 mois. Pas de maladie de la première enfance.

A l'âge de 4 ans elle est tombée de la hauteur d'un deuxième étage sur la tête, sur la région orbitaire gauche. Mais le choc a été amorti par sa main qui s'est trouvée placée entre le sol et la tête. A la suite de l'accident elle a eu de la fièvre, mais ni délire, ni convulsion, ni paralysie d'aucune sorte. Rougeole et coqueluche à 5 ans.

Elle a été réglée à 14 ans. Les règles sont régulières. La mère dit que depuis l'accident survenu à 4 ans l'intelligence de la malade a baissé. En classe elle était paresseuse et menteuse et ses mauvaises dispositions ne se sont pas modifiées. Il y a six semaines, au moment des avant-dernières règles, elle a eu une crise de nerfs avec perte de connaissance : elle est revenue à elle au bout de 2 ou 3 minutes; elle ne s'était pas mordue la langue; elle n'avait pas uriné sous elle.

Enfin, et c'est pour cela que l'on amène la jeune fille à l'hôpital, elle présente, depuis l'âge de 7 ans, des troubles de la marche. La mère s'est aperçue à cette époque que sa cheville gauche avait une tendance à se dévier. De temps à autre, surtout lorsque la malade était fatiguée, la jambe pliait brusquement et l'enfant manquait de tomber; cet accident se produisait plus souvent à gauche qu'à droite. A la fin de la journée la fillette ressentait une grande fatigue dans ses jambes qui lui paraissaient lourdes. Dans la marche les pieds se tournaient tantôt en dehors, tantôt en dedans : les deux talons frottaient l'un contre l'autre. Ces symptômes ont augmenté progressivement.

Examen, en janvier 1898. — Jeune fille de taille au-dessous de la moyenne. Bonne santé générale. Le corps est bien proportionné. La *marche* est somme toute normale, mais un peu *lourde*. Dans les mouvements actifs imprimés aux membres inférieurs on rencontre une certaine *raideur*, qu'il est du reste possible de vaincre facilement. La force musculaire est normale pour les mouvements actifs. Les pieds ont tendance à se mettre en *varus équin*. Il existe une laxité assez grande de l'articulation tibio-tarsienne. Pas de signe de Romberg. Pas d'ataxie statique. Pas d'atrophie musculaire. — Les *réflexes rotuliens sont très exagérés* des deux côtés et on détermine facilement la *trépidation spinale. Pas de troubles des sphincters ni de la sensibilité* qui est absolument intacte. Le sens musculaire est conservé. Les réflexes cutanés normaux.

Les *réactions électriques* sont normales et voici l'examen très complet que M. Huet a bien voulu nous remettre, avec son obligeance accoutumée, et que nous donnons comme type des réactions électriques dans la paraplégie spasmodique.

« *Examen faradique*. — Grand chariot de Tripier. Bobine induite à fil moyen (R. = 13 ohms 5); courant inducteur de 4 volts (2 accumulateurs), intermittences espacées (2 par seconde).

Méthode polaire : électrode sternale de 90^{cm}q, électrode exploratrice de 10^{cm}q.

Côté gauche :

Nerf sciatique poplité externe — 1re excitation à 110^{mm} d'écartement des bobines			
Jambier antérieur	—	110^{mm}	—	—
Extenseur commun des orteils	—	105^{mm}	—	—
Long péronier	—	108^{mm}	—	—
Court péronier	—	102^{mm}	—	—
Extenseur du gros orteil	—	102^{mm}	—	—
Pédieux	—	95^{mm}	—	—
Jumeau externe	—	105^{mm}	—	—

Vaste interne   1re excitation, à 110mm d'écartement des bobines.
Vaste externe   —   105mm   —   —

Examen galvanique. — Méthode polaire : mêmes électrodes que pour l'examen faradique. Exploration alternativement avec le pôle N et le pôle P à l'aide de la clef double.

Côté gauche :

Nerf sciatique poplité externe :

$$1^{re}\ NFC\ \text{à}\ 0^{mA},9$$
$$1^{re}\ NFT\ \text{à}\ 7^{mA},5$$
$$1^{re}\ PFC\ \text{à}\ 4^{mA},$$
$$1^{re}\ POC\ \text{à}\ 4^{mA},\quad POC \lessgtr PFC$$

Jambier antérieur :

$$1^{re}\ NFC\ \text{à}\ 2^{mA},3;\ 1^{re}\ PFC\ \text{à}\ 3^{mA},5$$
$$NFC > PFC\ \text{et cont. vive.}$$

Extenseur commun des orteils :

$$1^{re}\ NFC\ \text{à}\ 2^{mA},3;\ 1^{re}\ PFC\ \text{à}\ 3^{mA},5$$
$$NFC > PFC\ \text{et C vive.}$$

Long péronier :

$$1^{re}\ NFC\ \text{à}\ 2^{mA};\ 1^{re}\ PFC\ \text{à}\ 3^{mA}.$$
$$NFC > PFC\ \text{et C vive}$$

Court péronier :

$$1^{re}\ NFC\ \text{à}\ 3^{mA};\ 1^{re}\ PFC\ \text{à}\ 4^{mA},5$$
$$NFC > PFC\ \text{et C vive.}$$

Extenseur du gros orteil :

$$1^{re}\ NFC\ \text{à}\ 3^{mA};\ 1^{re}\ PFC\ \text{à}\ 4^{mA},5$$
$$NFC > PFC\ \text{et C vive.}$$

Pédieux : $1^{re}\ NFC$ à 4^{mA}; et $1^{re}\ PFC$ à 6^{mA}.

Jumeau externe : $1^{re}\ NFC$ à $3^{mA},5$; $1^{re}\ PFC$ à $4^{mA},5$

Vaste interne : $1^{re}\ NFC$ à $3^{mA},2$; $1^{re}\ PFC$ à 4^{mA}.

Vaste externe : $1^{re}\ NFC$ à $3^{mA},5$; $1^{re}\ PFC$ à 5^{mA}.

En résumé, dans les nerfs et les muscles examinés les réactions faradiques et galvaniques restent normales au point de vue quantitatif et au point de vue qualitatif. »

On ne constate *aucun trouble du côté des membres supérieurs* ni raideur, ni tremblement, la force musculaire est conservée et le dynamomètre marque 32 à droite et 26 à gauche. Les réflexes du poignet sont légèrement exagérés.

Il n'y a pas d'asymétrie faciale, non plus que de troubles de la parole.

Pas de troubles des sens. La *vue est normale* et l'examen ophtalmoscopique n'a révélé aucune lésion.

L'état intellectuel est normal. La malade paraît même assez intelligente : elle sait très bien lire, écrire et compter ; mais elle est d'un caractère vif; elle est paresseuse et c'est par mauvaise volonté qu'elle ne travaille pas mieux, mais il n'y a pas de troubles intellectuels à proprement parler.

Obs. III (Personnelle).

*Paraplégie spasmodique chez un garçon de 10 ans. Un frère et une sœur présentent
des accidents nerveux.*

Henri N..., âgé de 10 ans, examiné à la clinique le 8 juillet 1897.

Antécédents héréditaires. — Le père et la mère sont bien portants et ne
seraient pas nerveux. Pas d'antécédents nerveux chez les ascendants. Pas de
consanguinité.

Le malade a un frère et une sœur. Le *frère*, âgé de 18 ans, a marché difficilement jusqu'à 10 ans : il s'est longtemps plaint de douleurs dans les reins et
il s'en plaint encore lorsqu'il se fatigue.

Il est actuellement soldat dans un régiment de ligne et marche bien. *Il a
uriné au lit jusqu'à l'âge de 16 ans.*

La *sœur*, âgée de 16 ans, est très nerveuse : elle a eu *deux crises de nerfs* avec
perte de connaissance au moment des premières règles. Les enfants sont venus
à terme. Les accouchements se sont passés sans incident d'aucune sorte ainsi
que les grossesses.

Le *malade actuel* a commencé à marcher à 10 mois. Premières dents à cinq
mois. Varicelle et rougeole à 6 ans. L'enfant s'est souvent plaint de l'estomac.
Il a souvent des indigestions et l'hiver dernier il a eu une légère atteinte
d'ictère catarrhal.

A l'âge de 7 ans, au mois de septembre 1894, l'enfant a fait une chute de
1 mètre 50 de haut. On l'a relevé sans blessure, on l'a couché et il aurait
dormi 24 heures consécutives. Le surlendemain il était complètement remis : il
ne présentait, ni paralysie ni raideur, ni trouble quelconque des mouvements
ou de l'intelligence.

C'est un mois après environ, que sa mère a commencé à s'apercevoir que sa
jambe droite traînait et qu'il buttait souvent du pied droit, ce qui entraînait des
chutes. M. le Dr Marfan, qui vit le malade à cette époque, prescrivit pendant
quelque temps des frictions mercurielles qui furent cessées sans avoir amené
aucun résultat. Les symptômes ont progressivement empiré depuis 2 ans.

Dès que l'enfant se fatigue, il a tendance à traîner la jambe et le pied se tourne
en dedans. Les symptômes étaient plus accentués à la jambe droite. Pas de douleurs.

L'enfant ne présente actuellement (juillet 1897) aucune déformation des
membres inférieurs. Cependant les pieds ont tendance à se mettre en *varus
équin.* La démarche n'est pas spasmodique, mais un peu lente. La jambe droite
ne peut se mettre dans l'extension complète et reste tout le temps légèrement
fléchie pendant la marche. Le pied repose sur son bord externe la pointe tournée
en dedans. Les deux pieds se rencontrent parfois, ce qui détermine des chutes.
Par suite de la *flexion de la jambe droite,* il existe une très légère claudication
et pour la compenser en partie le malade marche surtout sur la pointe du pied,
peut-être aussi par suite de la contracture des muscles du mollet. Pas de signe
de Romberg. Les membres inférieurs sont de volume normal. On constate

quelques ecchymoses et quelques cicatrices qui témoignent des chutes faites par l'enfant. La force musculaire est conservée. Pas de troubles trophiques.

Les *réflexes rotuliens* sont notablement *exagérés*, mais on ne constate qu'une ébauche de trépidation spinale.

Il n'y a pas de troubles des sphincters. La sensibilité est intacte. Les réflexes cutanés sont normaux.

Le sens musculaire est conservé.

Rien du côté des membres supérieurs, de la face, et de la langue.

Les réflexes du poignet sont normaux. Intelligence vive. Rien du côté des organes des sens. La vue est bonne. Pas de nystagmus.

Nous avons revu l'enfant le 15 décembre 1897. L'état a empiré à la suite d'une maladie fébrile, très probablement la *grippe* que l'enfant a eue il y a environ trois semaines. Pendant la convalescence la mère s'est aperçue que les *deux jambes* étaient beaucoup plus raides, que les *faiblesses* dans les jambes devenaient plus fréquentes ainsi que les chutes, et que l'enfant marchait de plus en plus mal. Nous constatons une raideur manifeste des membres inférieurs. Les pieds sont en varus équin. Les réflexes rotuliens sont très exagérés : et l'on détermine nettement la *trépidation spinale* des deux côtés. Elle se produit spontanément à droite lorsque le pied vient à toucher le sol. La force musculaire est conservée. L'état est resté le même quant aux autres symptômes; rien du côté des membres supérieurs et de la vue. Intelligence absolument normale.

OBS. IV. — STRUMPELL. *Archiv f. Psych.*, Bd X, 1880, p. 711.

I. — G. Gaum, 58 ans, puisatier. Le père a dû être un peu paralysé, d'après le dire du malade. Il a eu plusieurs maladies jusqu'en 1876. Depuis cette époque, lourdeur dans les jambes en marchant et dans la station debout, et de temps en temps tremblement dans les jambes. Jamais de douleurs. Pas de troubles vésico-rectaux. Il est marié. Il a toujours bien fait son travail jusqu'à maintenant. Il peut faire de longs trajets mais en allant vite, car il était plus fatigué en allant lentement.

État actuel (1878). — Homme bien bâti, bien musclé, conformation crânienne normale; intelligence médiocrement développée. Parole scandée mais très intelligible. Prognathisme très accusé. Le facial inférieur droit est un peu moins expressif que le gauche. Otite moyenne droite ancienne. De temps en temps léger tremblement de la tête.

Tremblement de la mâchoire inférieure quand il serre la bouche. Aux membres supérieurs aucune trace de paralysie. Pas de diminution de la force, mais un léger *tremblement* dans tous les mouvements actifs des membres supérieurs; réflexes tendineux très exagérés aux deux bras. Sensibilité intacte. Les deux extrémités inférieures sont *rigides*, mais ont conservé leur force musculaire. Les mouvements passifs sont limités par résistance musculaire réflexe. La démarche est très remarquable. Il va à pas relativement rapides et grands sur la pointe des pieds. Les genoux dans la marche sont très peu fléchis; à chaque pas presque tout le corps « schnell » un peu en hauteur, par la contraction réflexe des gastrocnémiens. La marche lente le fatigue et le gêne. Pas de troubles vésicaux.

Le malade a été revu en 1885. Les troubles étaient à peu près identiques. Les *réflexes* rotuliens sont très *exagérés* et l'on note le *clonus du pied*.

II. — F. Gaum, 56 ans, puisatier. Tout à fait sain dans sa jeunesse jusqu'à l'apparition d'accès épileptiques survenant 2 à 4 fois par an et qui sont devenus plus fréquents dans ces dernières années.

En 1859 (le malade avait 37 ans), il tombe dans un puits, sans se blesser gravement et peut continuer à travailler tout comme par le passé. Peu après cependant sa démarche a changé, et sa femme l'a remarqué. Depuis lors la démarche est restée identique. Il a toujours bien fait son travail. Il a récemment eu des douleurs rhumatismales des jambes et une dyspepsie. En dehors de cela il est fort et vigoureux. Récemment il a encore pu marcher 4 heures.

État actuel (1878). — Bon extérieur. Pas de paralysie au visage. Extrémités supérieures vigoureuses, mais avec réflexes exagérés. Aux membres inférieurs tous les mouvements se font avec force mais *raideur*, et quelquefois ralentis par des contractions musculaires ; résistance musculaire dans les mouvements passifs. *Réflexes très exaltés, clonus du pied*. La sensibilité, les sphincters, la puissance génitale ne présentent aucun trouble. Les réflexes cutanés sont normaux. La démarche est tout à fait semblable à celle de son frère : elle est tout à fait spastique. Il marche sur les orteils. Les pas sont assez grands et rapides, il marche incliné en avant.

En 1884 le malade devint tuberculeux. Il mourut en 1885 de tuberculose pulmonaire. Strumpell a rapporté le résultat de *l'autopsie* que nous avons publiée plus haut.

Un troisième frère vu par l'auteur a une vieille et très marquée arthrite déformante.

Obs. V. — Naef. Thèse Zurich, 1885.

Observation n° 2 de la première partie : Paraplégie spinale.

Garçon de 6 ans. La grand'mère côté maternel avait une maladie nerveuse : elle ne pouvait pas marcher. Le malade est le troisième de cinq enfants. Les frères et sœurs sont sains. Il apprit à marcher à quatorze mois. A deux ans il eut ses premières dents. A ce moment il commença à trembler sur ses jambes. Six mois plus tard l'enfant se mit à marcher comme il marche maintenant. Le corps est penché en avant ; il marche sur la pointe du pied ; puis les symptômes augmentèrent sans que l'état se modifiât, ni l'état psychique.

Il est intelligent et éveillé ; jamais il n'eut de douleurs dans les jambes ni dans le dos. Les moyens thérapeutiques employés n'ont eu aucun résultat.

État actuel. — Organes internes sains. Le patient ne peut pas marcher seul.

S'il veut se tenir debout il se tient tout à fait *sur les orteils* et tourne le pied en dedans. Si on lui demande de se tenir sur la plante des pieds, la partie inférieure du tronc s'étend en arrière et la partie supérieure en avant. Les pieds sont en *varus équin* dans la marche. Les jambes sont en forte adduction. Les genoux en hyperextension ; la jambe légèrement fléchie. La sensibilité est normale. Il ne semble pas y avoir de troubles urinaires, ni rectaux. Rien aux membres supérieurs.

A 13 ans l'enfant mourut, mais l'autopsie n'a pas été faite.

Bientôt après un autre frère, âgé de 7 ou 8 ans, ne pouvait plus marcher. Un 3e frère est mort après avoir présenté les mêmes symptômes. Les autres enfants sains, sont mal développés au point de vue intellectuel.

Les parents sont consanguins.

OBS. VI. —BERNHARDT. *Virchow's Archiv*, 1891, Bd 126, p. 59. (Résumée.)

Les parents sont morts. Ils ont eu 8 enfants, 6 garçons et 2 filles. Une fille doit avoir souffert de la même maladie familiale ; l'autre a la migraine. Des 6 frères 3 sont morts, l'un à 24, l'autre 26 ans ; ils étaient sains. Un 3e frère est mort à 61 ans. Il marchait mal et avait de la peine à parler. Le 4e frère, marié à 35 ans, marche mal, mais parle bien.

Le 5e frère a 58 ans. Il a été vu par l'auteur. Il a une *démarche spasmodique* typique avec exagération des réflexes et phénomène du pied esquissé. Pas de troubles vésico-rectaux. Pas de nystagmus. Rien aux membres supérieurs. Rien au visage et à la langue. Pas de troubles de la parole. Début vers 37 ans. N'a jamais eu de douleurs.

Le 6e frère, H. L.... est un homme de 46 ans. Il fait remonter son mal à l'âge de 30 ans. Début sans ictus apoplectique, sans vertige ou céphalalgie, gêne de la marche. Dans ces dernières années, aggravation. Aujourd'hui c'est un type de *paralysie spinale spastique* (réflexes rotuliens exagérés, clonus du pied). Les membres supérieurs sont normaux, sensibilité normale. Pas d'atrophie musculaire. Bon état général. Pas de troubles vésico-génito-rectaux, ni de vertiges, ni céphalée. Quelques secousses fibrillaires du visage et de la langue. Un peu *d'embarras de la parole*. Nystagmus.

OBS. VII. — KRAFT-EBING. *Wien. klin. Woch.*, 1892, n° 27. (Résumée.)

Pas de tare névropathique chez les parents. Pas de syphilis.

I. — Fille, 11 ans. Naissance normale. Marche à 15 mois. A 5 ans, rougeole. Depuis, faiblesse dans les extrémités inférieures. Raideur des membres inférieurs, surtout à gauche. Enfant bien portante, normale à tous égards. Rien aux yeux. Sens et nerfs crâniens normaux.

Pas de déviation vertébrale. Station debout avec genoux incomplètement étendus. *Démarche spastique*, surtout accusée à gauche. Réflexes rotuliens exagérés.

Pas de phénomène du pied. Extrémités supérieures normales. Vessie et rectum intacts.

II. — Garçon, 6 ans, marcha à 18 mois et normalement. Vers 3 ans, sans maladie antérieure, se met à traîner les jambes. Rien aux membres supérieurs ni du côté des nerfs crâniens; *démarche difficile*, traînante, réflexes rotuliens exagérés sans clonus.

III. — Fille, 15 ans. Dans les premières années on remarque déjà quelque chose. A 15 mois, pneumonie et rougeole. Depuis se développe difficilement. Apprend à marcher et à se tenir debout à 5 ans. A 6 ans les jambes deviennent raides : *démarche spasmodique*. Réflexes rotuliens exagérés et clonus du pied. Rien aux membres supérieurs ni du côté de la face.

Obs. VIII.— Tooth. *Saint-Barth. Hosp. Report*, vol. XXVII, p. 14. (Traduction du *Neur. Centr.*, 1892.)

Il s'agit de quatre frères qui tous avaient une paraplégie spasmodique.

I. — Garçon, 29 ans; resta bien portant jusqu'à 16 ans; alors il éprouva des faiblesses dans le dos, puis des spasmes cloniques dans la jambe droite, de la raideur des deux jambes. Puis les jambes devinrent *rigides* en extension forcée. Exagération des réflexes rotuliens. Légère incontinence d'urine. Ni douleur ni ataxie, ni troubles sensitifs. Bégaiement.

II. — Garçon, 24 ans. Bien portant jusqu'à 15 ans. Après un accident, commença à bégayer et avoir de la faiblesse et de la *raideur des jambes*. Exagération des réflexes rotuliens; ni troubles sensitifs, ni ataxie, ni douleurs, ni troubles de la vue.

III. — Garçon, 12 ans; ne commença à parler et à marcher qu'à 2 ans. A 9 ans et demi survint une *démarche spastique*, puis rigidité des extenseurs et adducteurs. Réflexes rotuliens exagérés. Parole lente. Pied équin. Faiblesse des sphincters. Rire involontaire. Sialorrhée.

IV. — Garçon, 13 ans. Eut à 2 ans et demi la scarlatine, et à la suite une otite avec surdité. Depuis, *démarche spastique*. Puis peu à peu on constata du bégaiement, une rigidité des muscles extenseurs, un genu valgum, l'exagération des réflexes, le clonus du pied. Faiblesse des sphincters, ni troubles visuels ni sensitifs.

Obs. IX. — Strumpell. *Deutsche. Zeit. f. Nervenh.*, 1893.

Jean P..., 62 ans, journalier. (Premier séjour à la clinique du 31 mars au 18 mai 1886. Deuxième séjour du 11 novembre 1892 au 22 avril 1893.)

Antécédents héréditaires. — Le malade n'a pas connu son grand-père, mais il sait d'une façon certaine qu'il a souffert d'une paralysie des jambes. Le père eut toujours une marche mauvaise et ces troubles semblent avoir été les mêmes que chez notre malade. Le malade se rappelle très bien qu'il a vu 2 frères du père qui avaient la même démarche. Le père est mort à 53 ans et les 2 frères sont morts aussi.

Le malade lui-même a eu un frère qui de même marchait aussi mal, et finalement parait avoir été complètement paralysé pendant 3 ans. Ce frère est mort à 50 ans. Deux sœurs du malade sont mortes à 60 et 63 ans. Elles étaient bien portantes. De même la mère avait une santé parfaite. Le malade n'est pas marié et n'a pas d'enfants.

Antécédents personnels. — Bien portant dans l'enfance. Son développement intellectuel fut normal de même que pour tous les autres malades. A 21 ans il est soldat, et reste 12 ans sous les drapeaux. Il supporte bien toutes les fatigues. Cependant il se rappelle que déjà vers 26 ou 27 ans, quand il avait couru pendant longtemps, il avait une maladresse des jambes, surtout du côté gauche. En temps ordinaire il ne remarquait aucun trouble. Un an ou deux après sa libération, en 1867, se montrèrent les troubles de la marche, qui étaient très légers. D'une façon progressive la marche devint plus raide et plus pénible.

Depuis 1880 la marche est devenue tout à fait caractéristique. Elle est devenue plus mauvaise d'année en année. Depuis 1887 le malade a besoin d'une canne pour marcher. Dans ces derniers temps les jambes sont devenues encore plus raides et plus traînantes. Le patient n'a jamais eu de douleurs : cependant la sensation de contracture lui est pénible par moments. Jamais de troubles des sphincters. Les extrémités supérieures sont normales. Il n'y a jamais eu de troubles du côté de la tête et des organes des sens.

État actuel (1886). — Homme grand, vigoureux, et régulièrement bâti. Santé générale bonne.

Rien du côté de la tête, des bras et des nerfs crâniens. Cependant les réflexes périostiques des deux bras sont un peu exagérés. Le réflexe abdominal et le réflexe crémastérien sont normaux.

Dans le décubitus les deux jambes sont étendues, l'une contre l'autre. Tous les muscles sont forts et normalement développés. Leur contour est un peu plus saillant que normalement parce qu'il y a un très grand degré de *contracture*. Par moments on observe un faible tremblement en apparence spontané de l'une ou l'autre jambe et en particulier dans le quadriceps; mais pas de contractions fibrillaires. Dans les mouvements passifs des membres inférieurs, on se heurte à une résistance musculaire très nette, surtout dans les articulations du pied. Plus les mouvements passifs sont lents et plus la résistance est faible.

Elle est très forte au contraire pour les mouvements brusques.

Les mouvements volontaires de la jambe sont normaux, mais plutôt un peu raides. La force musculaire est conservée et le patient peut vaincre une grande résistance. Les *réflexes tendineux* des deux jambes sont *très exagérés*. Des deux côtés *trépidation spinale* et réflexes périostiques exagérés. Les réflexes sont difficiles à provoquer à cause de la forte contracture. Les réflexes cutanés sont normaux.

La sensibilité paraît normale. La *marche* est tout à fait *spasmodique*. Les pieds restent collés par leur pointe contre le sol ; aux bras les réflexes tendineux sont exagérés. Les sphincters fonctionnent bien.

Légère amélioration à la suite de bains chauds.

État, en novembre 1892. — Le malade revient parce que son état s'est progressivement aggravé. Les réflexes des membres supérieurs sont exagérés. Le pied est en varus équin, les orteils ont leur première phalange en extension, les dernières en flexion. Les muscles ont conservé leur volume. Ils montrent une contracture pour ainsi dire tétanique. Ils sont durs comme de la pierre, surtout ceux du mollet. Il faut déployer une grande force pour écarter les jambes. Les mouvements passifs dans les genoux sont à peine possibles. On peut à peine remuer le pied et aussi les orteils. Les muscles du dos sont un peu raides. Il existe parfois un tremblement spontané des membres inférieurs. Les mouvements actifs sont en partie possibles. Le malade peut soulever sa jambe du plan du lit.

La marche est devenue beaucoup plus difficile. Elle est *paréto-spasmodique*. Le malade peut faire quelques pas sur un sol uni, mais les pas sont bien plus courts qu'auparavant. Les talons touchent peu le sol, tandis que les orteils y restent collés ; sensibilité normale sauf une très faible thermo-anesthésie. L'excitabilité électrique est normale. Fonctions sexuelles intactes.

Obs. X. — Erb. Deut. Zeit. f. Nervenh., 1895, Bd VI.

Il s'agit de 2 fillettes dont les *parents sont consanguins*. La mère est elle-même issue de parents consanguins de la même famille que son mari. Les bisaïeux étaient également parents. L'affection paraît être transmise par la femme. Deux frères des petites malades sont bien portants et personne dans la famille ne présente rien de semblable. Les parents sont bien portants et vigoureux. Ils ont 4 enfants : 1° un garçon de 14 ans qui naquit après un accouchement très long à l'aide du forceps et en état d'asphyxie. Il n'a jamais rien présenté d'anormal ; 2° une fille de 12 ans ; 3° une fille de 6 ans ; 4° un garçon de 3 ans et demi, bien portant jusqu'ici. Le père n'est ni syphilitique, ni buveur.

I. — Hermine R…, 12 ans. La naissance de l'enfant se fit de façon normale, sans difficulté, en deux heures, sans moyen artificiel. Pas d'asphyxie. L'enfant fit ses dents en temps voulu. Elle commença également à courir et à parler normalement. La parole au début était cependant un peu lente et peu nette. Elle put sauter et courir comme les autres enfants jusqu'à 5 ans. Pas de maladie. Rien du côté du cerveau dans les premières années de la vie.

L'affection actuelle commença à 4 ans sans cause appréciable. La marche de l'enfant devint un peu moins sûre et elle commença à vaciller en marchant : elle tombait fréquemment. Elle avait une tendance à marcher sur les orteils. Plus tard elle eut de la peine à se mettre debout. Ni douleurs, ni paresthésie. Pas de convulsions. Le bras et la tête restèrent complètement intacts. La parole était tout à fait bonne, l'intelligence normale et l'enfant étudia convenablement.

Elle se plaignait de temps en temps de maux de tête et son caractère était excitable. Les troubles de la marche se sont accentués progressivement.

État actuel (octobre 1893). — Fillette un peu petite : adiposité exagérée. Rien du côté de la tête et des bras. Ni strabisme, ni nystagmus. Pupilles, mouvements des yeux, vue, et audition intacts. De même pour les muscles du visage et du voile du palais. L'intelligence est assez bonne. La parole complètement intacte. Mâchoire et dents normales. Pas de stigmates de dégénérescence. Les bras sont complètement normaux.

L'enfant peut bien écrire. Les mains sont très chaudes. Les réflexes tendineux des extrémités supérieures sont très vifs. Pas de tremblement intentionnel. Pour le tronc, rien d'anormal. Rachis normal.

Par contre, les jambes présentent l'image de la *parésie spasmodique* la plus typique. Marche spasmodique caractéristique, contracture et raideur musculaire plus marquées aux mollets qu'à la cuisse. Pieds en *varus équin* très accentué. Parésie surtout dans le domaine des péroniers. Sensibilité et réflexes cutanés normaux. Le *réflexe rotulien* est *très exagéré* des deux côtés. *Clonus du pied.* Pas de troubles du sens musculaire. Pas d'atrophie ou d'hypertrophie des muscles. Leur excitabilité électrique est tout à fait normale. Vessie et rectum intacts. Les pieds sont glacés et violacés, articulations normales.

Traitement : nitrate d'argent. Galvanisation. Massage.

État, au 9 mars 1894. — Légère amélioration. Pas de signes nouveaux. Traitement. KI et KBr. Massage. Gymnastique. Hydrothérapie.

II. — Marie R..., 6 ans. Naissance à terme et facile sans incident. Nourrie par sa mère. Fit ses dents normalement. Apprit à marcher et à parler au moment voulu. Les jambes furent toujours très alertes, les mouvements un peu vifs. Le développement intellectuel est de tous points normal. A 4 ans, apparurent les premiers symptômes. Les pieds se tournaient en dedans et devinrent plus raides. Il y eut un peu de difficulté à marcher et à courir. Pas de strabisme. Un peu de bégaiement. Ni douleurs, ni convulsions. Bien portante pour tout le reste. Évolution lente de l'affection.

État actuel (octobre 1893). — Enfant vigoureuse, vive, bien développée. Tête et bras complètements intacts. Pas de strabisme. Pupilles et mouvements des yeux normaux. Pas de nystagmus. Parole assez bonne. Langue normale ainsi que les muscles de la face et du voile du palais. Rien à la mâchoire ni aux dents. Pas de signes de dégénérescence. Intelligence assez bonne. Les réflexes sont un peu vifs aux membres supérieurs. A part cela, rien d'anormal. Pas de tremblement intentionnel, rien au tronc ni à la colonne vertébrale.

Aux membres inférieurs : *parésie spasmodique.* Démarche oscillante et spasmodique. Contracture moyenne des muscles. Pieds en *varus équin. Réflexes tendineux exagérés. Trépidation spinale.* Sensibilité tout à fait normale. Réflexes cutanés normaux. Pas d'atrophie ni d'hypertrophie des muscles. Leur excitabilité électrique est normale. Pieds glacés et cyanosés. Vessie et rectum normaux. Traitement : Nitrate d'argent. Massage. Galvanisation.

État, au 9 mars 1894. — Amélioration plus marquée que chez sa sœur aînée.

La marche est plus facile et plus libre. Traitement : Iodure de brome. Bains et douches. Gymnastique.

Obs. XI. — Souques. *Revue neurologique*, 1895, n° 1. (Résumée.)

Un frère et sa sœur sont atteints de paraplégie spastique.

Antécédents héréditaires. — Le père et la mère sont absolument sains. Pas de syphilis. Les parents ne sont pas consanguins.

Pas de tare nerveuse dans la famille. Cependant un frère de la mère est interné à Villejuif et atteint de « débilité mentale avec dépression mélancolique et hallucinations ».

4 enfants : 1° une fille morte à 2 mois et demi de diarrhée infantile ; 2° une fille morte à 1 an de broncho-pneumonie rubéolique. Les deux derniers enfants sont les malades actuels. Tous les accouchements ont été normaux : les enfants sont venus à terme, sans accident d'aucune sorte.

I. — Céline P..., 10 ans, a marché à 17 mois. A 3 ans la mère a remarqué que Céline se tournait souvent la cheville droite en marchant. A 3 ans et demi, rougeole et les troubles de la marche s'accentuent. A 4 ans, variole légère et les symptômes s'aggravent : ils sont surtout assurés dans le membre inférieur droit.

N'a jamais eu aucun trouble du côté des membres supérieurs.

De 6 à 7 ans elle a eu de l'impétigo et consécutivement quelques troubles oculaires et auriculaires. Les fonctions intellectuelles sont normales. Jamais de convulsions, sauf au début de la rougeole.

État actuel (août 1894). — Taille normale. Rien du côté de la face, ni du côté des yeux (à part l'opacité des cristallins consécutive à l'impétigo). Rien du côté du tronc et des membres supérieurs.

Dans la station debout la cuisse droite est notablement fléchie sur le bassin et la jambe sur la cuisse, le pied ne reposant sur le sol que par la pointe. L'attitude vicieuse du membre inférieur droit ne peut être modifiée ni activement ni passivement à cause des rétractions tendineuses.

Dans la station assise les deux pieds sont rigides en *varus équin ;* volontairement le pied droit ne peut être redressé ; le pied gauche ne peut l'être que très incomplètement. *Réflexes* rotuliens très *exagérés. Clonus du pied* très net à droite, ébauché à gauche. *Démarche spasmodique :* peut se faire sans appui. Pas d'atrophie musculaire, cependant le membre inférieur droit paraît un peu amaigri. Pas de troubles trophiques, les réactions électriques sont normales. Les sphincters sont intacts ainsi que la sensibilité. Les dents sont en bon état. Intelligence normale.

II. — Henri P..., 9 ans, a marché à 14 mois ; à 18 mois, varioloïde légère. A 5 ans il est pris brusquement de malaise, de fièvre et de convulsions qui ne se sont pas répétés depuis. Il est resté huit jours malade. Quelque temps après sa mère a remarqué qu'il avait des troubles de la marche ; cependant elle affirme que déjà avant la maladie fébrile il avait un « tic à marcher ». A 6 ans, coqueluche.

État actuel (août 1894). — Attitude légèrement fléchie des membres inférieurs et *paraplégie spasmodique* typique. *Réflexes* rotuliens *très exagérés. Clonus du pied.* Les pieds sont en *varus équin.* L'enfant peut marcher seul, mais lentement en frottant fortement le parquet : il ne peut courir.

Rien du côté du tronc et des membres supérieurs. Rien du côté de l'ouïe et de la vue. Pas de troubles de la parole. Pas de troubles trophiques. Pas de troubles des sphincters. Pas de troubles de sensibilité. Intelligence normale. Mauvais caractère.

Obs. XII. — Melotti et Cantalamessa. *Bulletino delle scienze mediche publicato per cura delle Societa medico-chirurgica di Bologna*, 1895, p. 86 et 145. (Résumée.)

Pas d'*antécédents héréditaires* : Le grand-père paternel, postillon, est mort âgé, d'un coup de pied de cheval. Le père, postillon, est mort à 55 ans. Il souffrait d'une arthrite ancienne. La mère, nerveuse et impressionnable, est morte à 72 ans de l'influenza : elle aussi souffrait d'une arthrite ancienne qui gênait la marche. Seule une *aïeule maternelle* semble avoir eu l'affection que nous observons actuellement.

Dix enfants : 1° un garçon, Gaetano ; 2° un enfant mort-né ; 3° une fille, Amélia ; 4° un garçon, Augusto ; 5° un garçon, Valentino ; 6° un enfant mort-né ; 7° une fille, Catérina ; 8° un enfant mort-né ; 9° une fille, Anna ; 10° un garçon, Erminio.

De ces enfants, une seule fille, Catérina, est morte à 35 ans d'influenza. Elle semble avoir présenté la même maladie que ses frères. Elle avait de la difficulté pour marcher et une perte de la force du côté de la jambe droite. Le frère aîné, Gaetano, a les *réflexes* exagérés.

Les malades actuels sont :

I. — Augusto, 44 ans, n'a jamais eu de maladie importante. Intelligence normale. Début de l'affection il y a 10 ans, à 34 ans. Difficulté de la marche. Puis lentement est apparue une *paraplégie spasmodique* typique. Exagération des réflexes. Trépidation spinale.

II. — Amélia, 42 ans. Intelligence très bonne. Depuis l'enfance souffre de raideur des membres inférieurs. Il y a 2 ans, à la suite de l'influenza et d'une bronchite, les troubles sont apparus beaucoup plus nettement. *Paraplégie spasmodique.* Marche très difficilement. Réflexes exagérés.

III. — Valentino, 40 ans. Depuis l'âge de 20 ans, sans cause, souffre de raideur des articulations des membres inférieurs ; a été réformé du service militaire. La maladie a eu une évolution lente. Intelligence un peu rétrécie. Actuellement *paraplégie spasmodique* ; exagération des réflexes. Pas de trépidation spinale. Pas de troubles des sphincters.

L.   8

Tous ces enfants sont nés à terme et sans aucun incident au moment de l'accouchement.

Obs. XIII. — A. Kojevnikoff *Revue de médecine russe*, 1895, n° 4. (Analyse in *Rev. neurologique*, 1895.)

Deux sœurs sont atteintes. Elles font partie d'une famille paysanne, composée de onze enfants, sans antécédents névropathiques. La première malade est la septième enfant, et la deuxième la onzième.

I. — L'aînée, âgée de 17 ans, est née à terme et normalement. Début vers 7 ans sans cause connue. La jambe droite a été prise la première : elle commença à marcher sur la pointe des pieds. A 9 ans la marche est devenue impossible : une année plus tard la malade ne peut plus s'asseoir, puis les mouvements des mains deviennent difficiles. Vers 14 ans la parole devient également difficile. A 16 ans la maladie subit un arrêt.

État actuel. — Déviation du rachis en arrière. Le pied droit est raccourci en *varus équin;* les pieds sont tombants, les *genoux sont en flexion et en adduction.*

L'extension volontaire de la cuisse est très limitée. L'extension passive est impossible. Les muscles fléchisseurs sont contracturés et raccourcis, les *réflexes sont exagérés*, la force musculaire des jambes diminuée. La station debout est impossible. Le pied droit n'atteint pas du tout le sol, les genoux fléchissent : la malade ne s'appuie que sur le bout des orteils. Les muscles du tronc sont contracturés. Lorsque la malade s'asseoit, elle se sent tirée en arrière.

Les *bras sont en extension* et en abduction. Le coude est en hyperextension, le carpe en flexion ainsi que les doigts. Tous les mouvements du bras sont possibles, mais la force musculaire est insignifiante. Les efforts provoquent un tonus musculaire de tout le membre et même dans le membre du côté opposé. Toute fatigue détermine un tremblement généralisé. Pas de troubles de sensibilité. Sens musculaire conservé. Excitabilité des nerfs et des muscles normale. Mouvements de l'œil normaux. Rien du côté de la langue, déglutition normale. Règles régulières.

II. — Sœur cadette, âgée de 9 ans. Née à terme. Aucune maladie de l'enfance. L'affection a débuté à 7 ans sans cause connue. Mêmes symptômes que chez la sœur aînée du côté des membres inférieurs. Les *membres supérieurs sont encore indemnes.* Seule la démarche est spasmodique. Aucun trouble psychique ou sensoriel.

Obs. XIV. — Raymond et Souques. *Presse médicale*, 1896, n° 90.

Deux sœurs nées de parents non consanguins. Jeanne et Angèle D..., sont entrées à la Salpêtrière au mois de mars 1895.

Antécédents héréditaires. — Le père a 45 ans. Il n'a pas eu la syphilis : a toujours été bien portant. C'est un grand alcoolique qui boit indistinctement des quantités immodérées de vin, d'absinthe et de liqueurs. Il se grise toutes les semaines. Il est violent, emporté et terrorise sa famille. La mère, âgée de 44 ans, n'a jamais été malade. Elle est sobre et raisonnable. Les réflexes sont normaux. Elle a eu sept grossesses dont deux abortives dans l'ordre suivant : 1° une fille, Jeanne (première malade); 2° une fille, Angèle (deuxième malade); 3° fausse couche de trois mois; 4° une fille morte de rougeole à 10 mois; 5° une fausse couche de 2 mois et demi; 6° un garçon âgé de 7 ans; 7° une fille âgée de 3 ans et demi.

Ces deux derniers enfants n'ont jamais été malades. Jusqu'ici ils marchent comme tous les enfants. Ils sont nés à terme et sans dystocie. Tous les accouchements ont du reste été normaux, mais la mère affirme que tous ses enfants ont été conçus en état d'ivresse paternelle.

Le grand-père paternel était un parfait ivrogne et le grand-père maternel est mort aliéné à la Sellette. Pas d'autres antécédents à relever.

I. — Jeanne D..., 19 ans, née à terme et sans incident. A été nourrie par sa mère. A fait ses dents à l'âge voulu et a marché à 18 mois. A 3 ans, coqueluche et à 6 ans rougeole. Jamais de convulsions. A 9 ans, pendant l'hiver elle a souffert d'engelures aux pieds. C'est pendant cet hiver qu'on s'est aperçu que sa démarche était troublée. Elle a commencé à traîner les jambes et surtout la droite. Les membres inférieurs étaient raides et faibles et l'enfant faisait des chutes fréquentes. Jamais de douleurs dans les jambes. Les troubles se sont accusés lentement. A 15 ans la marche devient impossible : l'enfant est obligée de rester assise sur une chaise les jambes raides et fléchies sur les cuisses. Sous l'influence de la chaleur du lit et du repos les membres devenaient un peu moins raides. Depuis 1 an la rigidité est telle que la station assise est impossible. Est réglée depuis 16 ans et régulièrement.

État actuel, avril 1895. — Taille un peu petite. Les membres inférieurs sont contracturés dans une *attitude extraordinairement vicieuse*. Les jambes sont fléchies sur les cuisses, et les cuisses sur l'abdomen, les membres sont en adduction extrême. En effet, la cuisse droite chevauche sur la gauche comme si la malade croisait les genoux. La rigidité spasmodique est plus marquée à droite qu'à gauche. Cette attitude vicieuse est plus accentuée le soir que le matin, l'hiver que l'été. La malade peut, dans une limite très restreinte, étendre les cuisses et les jambes et même les écarter un peu : mais ces mouvements volontaires sont très limités. D'autre part, l'extension passive réveille des tiraillements douloureux ; sans cela, on pourrait, en déployant une grande force, mettre les membres dans la rectitude. Les réflexes rotuliens sont exagérés. Le clonus fait défaut, probablement à cause du degré de contracture.

Du côté du tronc la rigidité est peu accusée; mais il existe une scoliose dorsale à concavité dirigée à droite, avec courbure lombaire et cervicale de compensation. Cette scoliose semble déterminée par l'attitude vicieuse des membres inférieurs. Les membres supérieurs sont un peu raides et les réflexes sont exagérés. Pas d'attitude vicieuse. Le cou et la face sont normaux. Rien du côté des yeux et du langage. Sensibilité normale. Pas de douleurs. Pas de troubles trophiques. Quelques troubles vaso-moteurs au niveau des pieds. Pas de troubles électriques qualitatifs ou quantitatifs. Pas de troubles vésico-rectaux. Intelligence normale.

État, en juillet 1896. — L'état est le même et n'a pas notablement empiré.

État, en janvier 1898. — Du côté des membres inférieurs l'attitude est à peu près la même. Cependant l'écartement des deux pieds s'est encore accru (voir fig. V). Les mouvements actifs même limités sont impossibles. Les membres supérieurs présentent actuellement un état de raideur très marqué. L'avant-bras est légèrement fléchi sur le bras et les doigts sont en flexion. Les mouvements passifs rencontrent une certaine résistance. Les mouvements actifs sont pénibles, la force musculaire est conservée, mais on note un *tremblement intentionnel* très net. La main plane un instant avant de prendre l'objet et exécute de légères oscillations en se rapprochant du but. La malade ne peut plus coudre ni se coiffer. Depuis quelque temps on est même obligé de la faire manger. Les mains sont froides et violacées. Les réflexes tendineux sont exagérés. Rien du côté du cou et de la face. Pas de troubles de sensibilité ni des sphincters. Pas de troubles de la parole qui est cependant un peu lente. Pas de tremblement de la langue, pas de troubles de la déglutition. Rien du côté des yeux. Fond de l'œil normal. Cependant il semble exister par moments et dans les mouvements extrêmes du globe oculaire quelques secousses nystagmiformes, mais ce signe est peu net. L'intelligence est normale, mais le caractère est devenu apathique.

II. — Angèle D..., 15 ans, née à terme sans accidents. Premières dents vers sept mois ; a commencé à marcher vers 19 mois, a été nourrie par sa mère. Elle s'est régulièrement développée. N'a jamais eu de convulsions. A 12 ans, a commencé à avoir des troubles de la marche. Les jambes sont devenues faibles, cependant elle pouvait continuer son métier d'apprentie. L'an dernier elle aurait été subitement prise d'anasarque et d'albuminurie abondante qui ont été vite et complètement guéries. Il s'est agi très probablement de scarlatine fruste.

Examen, en avril 1895. — Tout se borne à une *rigidité spasmodique des membres inférieurs*, plus accusée après la marche, les fatigues et le soir. Cette contracture est surtout marquée du côté gauche. La malade étant examinée couchée, on constate que les mouvements actifs se font normalement, surtout à droite. A gauche l'extension de la jambe sur la cuisse se fait d'une façon incomplète. Pendant la station debout, la cuisse et la jambe gauche restent dans une légère flexion. Le pied est très courbé, il est contracturé en varus équin et ne porte que sur le bord externe et sur les orteils. La malade marche assez facilement. Les réflexes sont très exagérés : pas de trépidation spinale.

Rien du côté du tronc et des membres supérieurs. Rien du côté des yeux. La parole est normale. Pas de troubles de la sensibilité. Pas de troubles trophiques. Pas de troubles des réactions électriques. Pas de troubles vésico-rectaux. La menstruation n'est pas encore établie. Intelligence normale. État général bon.

État, en juillet 1896. — Les règles sont apparues il y a 3 mois. Les symptômes restent les mêmes.

État, en janvier 1898. — L'état s'est notablement aggravé. Quand on examine la malade couchée, on ne constate pas d'attitude vicieuse du membre inférieur, mais les pieds sont *en varus équin* très prononcé et donnent l'aspect du *pied de Friedreich*. Le pied est comme tassé d'avant en arrière ; la courbure plantaire très exagérée. Le gros orteil est en hyperextension. Les autres orteils présentent leur première phalange en extension, les dernières en flexion. Les mouvements actifs sont possibles mais se font avec raideur. Lorsque l'on demande à la malade de se lever, on constate que dans la station debout, les pieds ne reposent que *sur les orteils*. Le talon est fortement attiré en haut et distant du sol de 4 ou 5 centimètres (voir fig. IV). Ce n'est qu'au bout de quelques instants que la malade peut vaincre cet état spasmodique et faire complètement reposer ses pieds sur leur face plantaire. Et même du côté gauche, le talon n'arrive jamais à reposer sur le sol. Les pieds sont rouges et violacés. La marche est impossible sans appui et la malade ne peut faire que quelques pas en se tenant à son lit. Les réflexes rotuliens sont exagérés. Pas de clonus du pied. Pas d'atrophie musculaire. Pas de signe de Romberg.

Il existe un certain degré de raideur de tout le tronc qui est penché en avant. Les membres supérieurs sont un peu raides, et les réflexes tendineux y sont un peu exagérés. Du côté du cou on constate un torticolis chronique du côté gauche. Le menton est tourné à droite. La tête est animée continuellement de mouvements qui rappellent un peu ceux du tic ou du torticolis mental. Rien du côté des yeux. Fond de l'œil normal. Pas de nystagmus. Pas de troubles de la parole, ni de la sensibilité ni des sphincters. Intelligence normale.

Obs. XV. — Hochhaus. *Deut. Zeits. f. Nervenh.*, 1896.

Il s'agit de 3 frères et sœur, âgés de 21, 13 et 8 ans. Les parents sont bien portants, non consanguins. Pas de maladie nerveuse dans la famille. Pas de syphilis. Par contre, la tuberculose est héréditaire dans la famille de la mère. La mère et plusieurs de ses frères et sœurs en sont morts. En plus des 3 enfants dont il s'agit il y a encore un garçon de 17 ans, tout à fait bien portant. Un autre mourut en bas âge d'une maladie indéterminée. Il n'a pas présenté d'affection analogue.

I. — Frida K..., 21 ans. La naissance se fit à terme et très facilement. Développement normal dans les premières années. Mouvements des bras et des jambes normaux.

Dans la 2ᵉ année elle commença à courir, mais avec une certaine difficulté. Cependant elle marchait très bien. L'année suivante, la mère remarqua une raideur commençante dans les deux extrémités inférieures et une difficulté progressive de la marche. Cette raideur des jambes fit des progrès les années suivantes jusqu'à l'âge de 6 ans. A partir de ce moment, l'affection resta stationnaire. Les autres muscles se développèrent normalement. Le développement intellectuel fut très bon. Rien du côté des nerfs crâniens. A 13 ans, arthrite et endocardite. Depuis l'âge de 15 ans elle est chlorotique.

État actuel (1894). — Jeune fille bien développée. Très pâle. Crâne normal. Rien du côté des nerfs crâniens. Intelligence bien développée. La musculature des bras et du tronc fonctionne normalement. Les deux jambes montrent une *contracture spasmodique* de tous les muscles. Les mouvements passifs ne sont possibles qu'avec peine. Les mouvements actifs s'effectuent lentement, mais avec une force presque normale. La musculature elle-même montre un développement normal. Pas d'atrophie. L'excitabilité électrique est normale. Dans la station debout, les jambes sont légèrement fléchies dans les articulations de la hanche et du genou. La cuisse est en adduction et les pieds en légère position équin. Dans la marche les pieds traînent contre le sol et sont difficilement projetés en avant. Le tronc se courbe du côté opposé. La marche est précipitée et devient finalement plus rapide qu'au début. Sensibilité normale. *Réflexes rotuliens exagérés. Trépidation spinale.* Sphincters intacts. — Insuffisance mitrale. Rien dans les autres organes. L'état ne s'est pas amélioré par le traitement (massage et bains chauds).

II. — Arthur K..., 13 ans. Naissance à terme ; normale. Dans la 2ᵉ année, la marche commença à être plus difficile. A 6 ans, les jambes traînaient. Depuis, l'affection resta stationnaire. Les fonctions des autres muscles sont normales. Intelligence très bonne. Rien du côté des organes des sens. Pas de troubles des sphincters. Organes sains.

État actuel (1894). — Garçon de taille élancée. Bien développé. Crâne normal. Rien du côté des nerfs crâniens. Intelligence bonne. Les muscles des deux jambes sont en état de contracture moyenne. Les mouvements passifs rencontrent une certaine résistance. Les mouvements actifs se font assez bien et avec beaucoup de force.

Marche spasmodique, mais moins accusée que chez la sœur. Musculature bien développée. Excitabilité électrique normale. *Exagération des réflexes rotuliens. Trépidation spinale* nette. Pas de troubles de sensibilité. Rien du côté des sphincters. Organes sains. Ce malade fut soigné par les bains chauds et le massage. Légère amélioration ; marche plus facile.

III. — Willi K..., 8 ans. Né à terme normalement. Premiers signes de la maladie à 2 ans, lorsque l'enfant commençait à courir. D'abord les mouvements étaient normaux, au dire de la mère, puis survint une difficulté de la marche, les jambes devinrent de plus en plus raides et se détachaient avec peine du sol. Les 2 tendons d'Achille furent sectionnés ; ensuite, massage et électricité, état stationnaire. Santé générale bonne.

État actuel (1894). — Enfant bien développé. Tempérament vif. Intelligence bonne. La maladie se limite aux membres inférieurs. Il existe une *paraplégie spasmodique* avancée. Même dans le décubitus dorsal, les jambes sont très fléchies. La cuisse est en rotation interne et en adduction. État spastique très accentué. *Exagération des réflexes rotuliens.* On ne peut pas provoquer la trépidation spinale parce qu'il y a une légère atrophie des muscles de la jambe. Réactions électriques normales. La musculature de la cuisse est bien développée. Pas de troubles de la sensibilité ni des sphincters. — Traitement : bains et massage. Tout d'abord il y eut une légère amélioration qui ne s'est pas maintenue.

OBS. XVI. — ACHARD et FRESSON. *Gazette hebdomadaire*, 1896, n° 103. (Résumée.)

L'observation concerne 2 sœurs :

Antécédents héréditaires. — Père mort à 41 ans d'accident. Pas alcoolique. Mère a 51 ans ; n'est pas nerveuse. Pas de syphilis. Elle a eu 11 grossesses. Les 12e et 9e enfants sont les malades actuelles. Le 6e enfant est mort à quelques mois de convulsions. 4 autres enfants sont morts de maladies accidentelles. La 10e grossesse a été normale, mais l'accouchement a été laborieux. L'enfant, une fille, a eu des convulsions à 3 ans. Depuis elle est épileptique.

I. — Angéline M..., 17 ans, née à terme. A 10 mois, maladie aiguë grave indéterminée. A marché à 16 mois. Dès cette époque on constate des troubles de la marche qui ont été en s'aggravant. A dix ans l'enfant doit cesser de courir : elle marche sur la pointe des pieds.

État actuel. — Aucun trouble à part ceux des membres inférieurs qui sont en flexion légère, surtout le droit. Ils sont de plus en rotation en dedans et en adduction. Pieds en varus équin. Réflexes rotuliens exagérés. Trépidation spinale. La malade marche sur la pointe des pieds qui traine fortement sur le sol. La station debout est difficile ; perte de l'équilibre. Pas d'atrophie musculaire, ni troubles de sensibilité ni des sphincters. Intelligence peu développée. Caractère apathique.

II. — Marguerite M..., 27 ans. A marché à 10 mois. A 1 an, variole et à la suite des troubles de la marche apparaissent. Jambes raides et demi-fléchies. Marche sur la pointe des pieds. Doit porter des chaussures spéciales. Depuis 6 ans doit se servir de béquilles ou de cannes.

État actuel. — Les troubles des membres inférieurs sont plus marqués que chez sa sœur. L'extension des genoux est tout à fait impossible. Le membre inférieur gauche est en rotation presque complète en dedans. Réflexes rotuliens très exagérés, surtout à droite. Trépidation spinale des deux côtés, mais plus marquée à droite. La station debout est impossible. Pas de troubles de sensibilité ni des sphincters ; rien du côté des membres supérieurs. Intelligence normale.

OBS. XVII. — DUCHATEAU. *Ann. et Bull. de la Société de médecine de Gand,* 1896. (Résumée.)

La famille S... se compose des parents et de 4 enfants, tous garçons. Les parents sont sains. Aucune tare nerveuse, ni alcoolisme, ni syphilis. L'aîné des enfants a 8 ans. Il paraît normalement développé, quoique son facies ne reflète qu'une intelligence un peu arriérée. Le deuxième enfant a 6 ans. Le troisième 4 ans ; il présente une malformation congénitale de la main gauche où l'on ne remarque que deux doigts, le pouce et le petit doigt : l'enfant s'en sert comme d'une pince. Le dernier enfant a 3 ans.

Tous ces enfants sont nés à terme, normalement. Il y a trois ans l'aîné a eu une maladie infectieuse indéterminée. A la suite sont apparus les troubles de la marche. Un an après le deuxième enfant présenta les mêmes troubles.

Voici le résumé des symptômes observés chez ces deux enfants : *Motilité*. Dans la station debout, qui est très pénible, les enfants restent le tronc légèrement incliné en avant sur les hanches : les cuisses sont accolées, les jambes écartées, les pointes des pieds tournées en dedans. Le signe de Romberg existe. Dans la marche les membres inférieurs sont comme « deux pilons ». Les membres supérieurs sont également atteints, mais à un degré moindre : il y a une lenteur et une raideur des mouvements. On constate quelques spasmes musculaires du côté de la face.

La musculature oculaire paraît indemne. La parole est lente, traînante, presque incompréhensible. La déglutition paraît difficile. Il y a quelques troubles sphinctériens et une légère scoliose.

La *sensibilité* est normale sous tous ses modes. Les *réflexes* sont exagérés. Pas de clonus du pied.

Le troisième enfant a une tendance à croiser la jambe droite sur la gauche.

Le dernier enfant présenterait peut-être quelques symptômes de la maladie au début.

OBS. XVIII — E. JENDRASSIK. *Deut. Archiv f. klin. Med.*, 1897, Bd 58. (Résumée.)

Garçon de 8 ans. Le père est bien portant. La mère se dandine en marchant surtout lorsqu'elle va vite (marche de canard). Les grands-parents maternels sont obèses et la grand'mère a les bras et les jambes trop courts. Pas d'antécédents nerveux. Les parents ont eu 3 enfants : le malade actuel, un garçon mort à 4 ans de diphtérie, qui marchait bien, et une fille actuellement âgée de 5 ans dont la marche n'est pas absolument bonne et qui a de l'exagération des réflexes.

Le malade est le premier-né. Il est venu au monde à terme, mais très chétif. Pendant six mois on le considéra comme à peine viable. Il commença à marcher à 1 an : il se traînait à quatre pattes et n'a jamais bien marché. En 1894 sa marche répond au type *spasmodique*. Les orteils ne quittent pas le sol dans la marche. Le tronc vacille à droite et à gauche. Il se tient courbé en avant. *Réflexes rotuliens très exagérés. Trépidation spinale* facile à provoquer. Rien du côté des membres supérieurs et des organes des sens. Facultés intellectuelles normales. La défécation est un peu paresseuse.

Les mains et les pieds sont trop courts par rapport à la taille.

OBS. XIX. — E. JENDRASSIK. *Loc. loco.* (Résumée.)

Il s'agit d'une fille de 8 ans et d'un garçon de 12 ans qui ont été longtemps observés à la clinique. Le père a 46 ans, la mère 41 ans : ils ont eu 7 enfants. Un seul est mort très jeune. Une fille aînée, âgée de 18 ans, est bien portante, ainsi que les trois autres enfants. Toutes les grossesses ont été normales. Aucun antécédent nerveux :

I. — Henri K..., 12 ans, assez bien développé. Jusqu'à 7 ans rien d'anormal : l'intelligence est normale. A partir de 7 ans les signes ont évolué lentement. Actuellement les organes internes sont sains. La physionomie de l'enfant indique des facultés intellectuelles peu développées. Les oreilles sont écartées. La tête est penchée en avant. Les yeux sont en *strabisme divergent*.

A l'examen des yeux (fait par M. Gross, privat docent) on remarque que l'acuité visuelle a diminué d'une façon manifeste aux deux yeux. Elle est environ un sixième de la normale. Dans la vue ordinaire l'œil gauche est un peu en dehors. Quand on couvre l'œil droit, l'œil gauche fixe bien. Les mouvements des yeux, examinés à chaque œil séparément, n'offrent qu'une excursion faible en dedans et en dehors. Les mouvements s'accompagnent, particulièrement dans la direction latérale, de *mouvements nystagmiformes*, sous forme de secousses petites et irrégulières. Pas de diplopie. Les pupilles sont normales. Elles réagissent bien à l'accommodation et à la lumière, bien que la contraction à la lumière ne soit pas aussi grande qu'on pouvait s'y attendre eu égard à la diminution de l'acuité visuelle.

Les *papilles sont décolorées*, surtout la droite. Les artères sont un peu moins larges : les veines sont dilatées. Aux deux yeux, mais surtout à gauche, astigmatisme prononcé. Le champ visuel paraît à peine rétréci.

Rien du côté de la face. La parole est lente, nasonnée et difficile. *Maladresse des membres supérieurs.* Dans la station debout, les jambes ne tombent pas perpendiculairement sur le sol mais restent fléchies sous un angle de 35° à 40°. Dans le lit, les orteils se croisent, le pied droit recouvrant le pied gauche. Pieds en *varus équin* avec concavité plantaire très exagérée.

Marche impossible : cependant le patient peut faire quelques pas en poussant une chaise devant lui. Dans cet acte le pied gauche reste complètement tourné en dedans, le bord externe seul touchant le sol. Le pied droit est également tourné en dedans, cependant il repose sur la plante. Les *réflexes* des membres supérieurs sont un peu forts, ceux des membres inférieurs *très exagérés*. Le clonus du pied n'existe pas à cause de la contracture. Le réflexe abdominal est vif ; le réflexe crémastérien normal. Les *facultés intellectuelles sont faibles* : l'enfant ne sait ni lire, ni écrire, mais le manque complet d'instruction par suite de son infirmité physique a une grosse part dans son affaiblissement intellectuel. Ainsi, pendant son séjour à la clinique, il a pu apprendre quelques faciles jeux de cartes.

II. — Catherine K..., 8 ans. Bien développée. Visage pâle. Les pieds ont commencé à se tourner en dedans à l'âge de 6 ans quand l'enfant courait. En 1895 la parole se modifia.

Actuellement les fonctions internes sont normales. État des yeux : la direction des yeux dans la vision est normale.

Leurs mouvements se font dans les limites normales ; quand les yeux sont tournés à gauche il y a cependant quelques *secousses nystagmiformes* des deux yeux. Les pupilles sont égales et réagissent bien. L'acuité visuelle est un peu diminuée. Le sens des couleurs et le champ visuel paraissent normaux. A l'ophtalmoscope les deux *papilles sont pâles ;* leurs bords sont nets, elles sont bleuâtres et les vaisseaux ont un calibre normal. Ouïe normale. Rien du côté de la face. Parole traînante, nasonnée. Rien aux membres supérieurs. Dans le décubitus la malade peut remuer les extrémités inférieures d'une façon assez forte. Cependant, ces mouvements se font avec une certaine lenteur, à cause de l'*énorme contracture* des muscles. Pieds en *varus équin*, mais pas autant que chez le frère. La station debout et la marche sont difficiles. La marche se fait à petits pas et les pieds se tournent fortement en dedans. Sensibilité normale. Pas de troubles de la miction et de la défécation. Les *réflexes* patellaires sont très nettement *exagérés. Trépidation spinale* très marquée.

OBS. XX. — E. JENDRASSIK. *Eod. loco.*

Dans cette famille les parents sont bien portants et ne montrent rien d'anormal du côté du système nerveux ; rien non plus à noter dans la famille ; cependant une sœur de la mère ne paraît pas normale au point de vue psychique. Il y a quatre enfants : 1° un fils de 25 ans bien développé, mais qui a toujours mauvaise mine. Malgré l'intelligence très développée du père et de la mère, il ne peut faire de progrès dans ses études et le travail lui répugne ; 2° une fille de 23 ans, mariée et mère de deux bébés bien portants ; 3° et 4° les deux malades actuelles. Toutes les deux sont nées à terme, sans incident, et se développèrent normalement jusqu'à l'affection actuelle.

I. — D. K..., 18 ans. Jeune fille de taille élancée. Elle courait et marchait très bien jusqu'à 10 ans. (Le médecin de la famille aurait remarqué à ce moment un strabisme divergent et aussi quelques troubles de la marche.) A cette époque elle eut la scarlatine et, à la suite, la marche commença à devenir plus mauvaise. Actuellement, c'est-à-dire huit ans après le début de l'affection, on peut constater les symptômes suivants :

Quand la malade est assise elle se tient bien droite, et peut librement se servir de ses bras. Son regard est changeant, ce qui est encore exagéré par un *strabisme divergent*. Les mouvements des yeux sont limités dans une grande mesure. Bien qu'elle puisse remuer ses yeux dans toutes les directions, cependant ces mouvements se font avec des oscillations, des *secousses* et dans une étendue très restreinte. La musculature interne de l'œil fonctionne normalement. Les pupilles sont égales.

L'acuité visuelle est diminuée dans une grande mesure. Tout ce qu'elle peut faire, c'est de compter les doigts qu'on lui présente, et encore elle peut à peine utiliser ce qui lui reste d'acuité visuelle parce qu'elle a un *scotome central* et qu'ainsi elle ne peut pas fixer un point. Le scotome peut être constaté des deux côtés dans une étendue d'environ 5 à 10 degrés. C'est de là que vient l'indécision de son regard : elle ne peut voir plusieurs lettres ensemble et lire par conséquent. La vision des couleurs est très diminuée. Dans une très petite partie du champ visuel elle reconnaît une ou deux couleurs. L'ophtalmoscope montre l'image très prononcée de *l'atrophie des nerfs optiques*. Les papilles sont nettement délimitées, d'un blanc de nacre : les artères sont normales.

Les muscles de la face et de la langue fonctionnent bien. Les extrémités supérieures, de même les muscles du dos et de l'abdomen sont normaux, au point de vue de la force et de la coordination. La malade peut se courber avec une force normale : elle peut se relever et se servir de ses mains. Sudation exagérée des mains. Dans le décubitus on remarque la pointe des pieds en *varus équin*. En même temps la concavité de la voûte plantaire est très prononcée. Les orteils sont tournés en dedans. Les mollets sont maigres, mais cependant il n'y a pas trace d'atrophie musculaire. Les jumeaux sont très fermes. Les muscles de la cuisse sont normaux. Les mouvements de la cuisse sont tout à fait bons, tant au point de vue de la force qu'au point de vue de leur étendue. Cependant ils sont lents et maladroits. De même pour la jambe, mais la *flexion du pied est impossible* et la pointe reste relevée en haut. Ce mouvement se fait difficilement à droite, pour les mouvements passifs, et à gauche il est impossible même en déployant une grande force. Si la malade est assise elle ne peut se relever qu'en s'aidant de ses mains. Il lui est difficile de se tenir debout. Dans son habitation à la campagne, où son parquet n'est pas ciré et dans le jardin elle peut marcher sans tomber : mais la *marche est très défectueuse*. La pointe du pied de la jambe qui est en avant se tourne en dedans. Elle traîne sur le sol et heurte l'autre pied. Cependant la patiente fait des pas assez grands. A chaque pas la partie supérieure du corps présente un mouvement de pendule, et se penche du côté qui porte le poids du corps. Cette déviation est si forte que la déviation de l'axe horizontal du tronc de chaque côté atteint 45° et il est presque incompréhensible qu'elle puisse ainsi conserver l'équilibre. Les *réflexes* du genou sont très *exagérés*. Le quadriceps montre une contracture qui dure un certain temps après les percussions répétées. La *trépidation spinale* est très nette. Sensibilité normale. Miction et défécation normales. Organes internes sains. Le *caractère* de la malade est assez particulier : les parents la représentent comme insolente et capricieuse. Dans la conversation elle paraît d'une intelligence assez vive : cependant elle n'aime pas le travail et passe son temps à causer ou aux travaux de jardinage ; elle ne se rend pas complètement compte des troubles de la vision (pas du moins au point de vue de l'acuité visuelle). Il est très frappant qu'elle ne s'est jamais plaint de ses yeux, de sorte que, même ses parents, ne soupçonnaient pas l'état de ses yeux.

II. — D. J..., 10 ans. Fillette bien développée avec physionomie intelligente.

Bien portante jusqu'à 9 ans, courait et sautait facilement. A cette époque, les parents remarquent que, sans cause appréciable, l'enfant marche mal et tombe souvent. Pas de douleurs. Les troubles se sont rapidement développés et actuellement (1896) je constate les symptômes suivants : Les deux yeux peuvent fixer un point et le suivre en restant associés. Seulement quand un œil est fermé, l'autre œil dévie. *L'acuité visuelle* répond au cinquième de la vision normale. La vue des couleurs n'est plus très bonne. A la distance de 1 ou 2 mètres elle voit les couleurs sombres, comme noires. Le champ visuel est rétréci. Papilles égales réagissant vite ; les *papilles* sont, à part leur moitié interne où on peut voir une coloration rose pâle, *grisâtres*, avec des bords bien délimités. Tout le reste est normal. Elle lit et écrit bien. — Les muscles du visage, de la nuque, du dos, du thorax et de l'abdomen fonctionnent bien. Dans le décubitus les pieds se tournent en position de *varus équin*, mais moins prononcée que chez la sœur aînée.

La flexion dorsale passive des pieds se fait bien. La flexion active, d'une façon incomplète. Les autres mouvements des extrémités inférieures se font normalement et avec assez de force, mais avec une lenteur remarquable et une certaine *raideur*. La malade peut bien se tenir debout, bien qu'elle soit obligée de pencher un peu en avant la partie supérieure de son corps. Dans la marche, le pied se trouve en dedans, mais elle ne fait avec la partie supérieure du corps aucun mouvement de côté. Les pas sont petits et courts. Elle déplace le bassin en même temps que la jambe. Les *réflexes* patellaires sont très *exagérés*. *Trépidation spinale* facile à provoquer.

Les autres réflexes sont normaux. *Hypertonie des membres supérieurs.* La sensibilité est absolument normal. Miction et défécation normales. Organes internes sains. C'est une enfant patiente, docile et intelligente. Elle n'a aucune notion de la diminution de son acuité visuelle, et ses parents ne la soupçonnaient pas. L'atrophie optique devra donc être recherchée à l'ophtalmoscope.

Dans ces trois dernières observations, Jendrassik a noté la consanguinité des parents ou des grands-parents.

B. — Obs. XXI (Personnelle).

Paraplégie spamodique chez une fillette de 10 ans et demi. La mère est atteinte de chorée chronique depuis la naissance.

Nous commencerons par l'examen de la *mère :*

I. — Mme R. H..., 45 ans, habite la campagne. Sa mère a 82 ans, elle est bien portante. Son père et son grand-père paternel sont morts subitement à la suite d'attaques d'apoplexie. Un frère de la malade est bien portant. Elle a perdu une sœur qui à l'âge de 15 ans s'est noyée sous les yeux de sa mère alors que celle-ci était enceinte de la malade actuelle, et c'est à la grande émotion éprouvée alors par cette femme que l'on attribua les mouvements choréiques de l'enfant à la naissance.

Le mari de notre malade est bien portant, mais très nerveux, très excitable et très éthylique. Il se met souvent en colère et présente alors un tremblement manifeste. Une sœur du mari est également très nerveuse et a dû venir à Paris il y a quelques années suivre un traitement hydrothérapique.

Mme R. H... a eu 6 enfants : 1° un garçon qui a actuellement 22 ans et qui est bien portant ; 2° une fille morte à 8 mois d'entérite ; 3° un garçon mort à 4 ans et demi. Vers l'âge de 10 mois il avait été pris de convulsions ; puis quand il commença à marcher la *jambe droite resta en flexion*. Il ne pouvait l'étendre tout à fait ; il en résulta une boiterie très évidente. La mère ne se rappelle pas s'il y avait déformation des pieds. L'enfant est mort d'une méningite (?) qui dura 17 jours. — 4° Le quatrième enfant, un garçon, est mort à 2 ans du muguet (tous ces enfants étaient élevés au biberon à long tube de caoutchouc) ; 5° la petite fille que l'on nous amène ; 6° un garçon de 8 ans, bien portant.

Mme R. H... est née à terme ; la grossesse avait été normale, sauf l'émotion violente rapportée plus haut. L'accouchement a été facile. La malade ne se rappelle avoir fait aucune maladie. Jamais de rhumatisme. Quelques migraines dans la jeunesse. Elle a toujours été bien réglée. Lorsqu'on la regarde on constate facilement qu'elle présente des *mouvements choréiques*. Ces secousses qui ne la gênent nullement et dont elle ne s'aperçoit pas elle-même, datent de la *naissance*. Ses parents le lui ont souvent dit : ils avaient remarqué ces mouvements dès les premiers jours de la vie et les avaient attribués à l'émotion éprouvée par la mère en voyant une de ses filles se noyer sous ses yeux. Ces mouvements présentent bien les caractères de la chorée : ce sont des secousses intermittentes, irrégulières, au point de vue du temps et de l'étendue des mouvements et frappant divers groupes musculaires ; ces secousses sont surtout fréquentes aux membres supérieurs.

C'est ainsi que l'on constate le plus souvent une élévation de l'épaule, un mouvement du poignet. Nous n'en avons pas constaté du côté de la face. Les mouvements cessent pendant le sommeil. Ils ne gênent nullement la malade, qui a toujours pu travailler, coudre et écrire... La force musculaire est conservée. Le dynamomètre donne 23 à gauche et à droite. Les réflexes rotuliens sont normaux. Il n'y a aucun trouble de sensibilité. La santé générale est très bonne. Rien du côté du cœur.

II. — Marie R. H..., 10 ans et demi, née à terme. Grossesse normale. Accouchement facile. Coqueluche vers l'âge de 2 ans. L'enfant a été élevée au biberon. A *15 mois* aurait eu une maladie de nerfs qui aurait duré 2 ans.

Elle avait des crises (?) qui duraient trois ou quatre jours, qui débutaient par des douleurs de tête et des vomissements.

Pendant ce temps l'enfant était très nerveuse, se débattait, s'accrochait à ses parents. Vers 3 ans et demi ces accidents ont cessé. A ce moment elle présenta des signes d'anémie.

Vers l'âge de *8 ans* ses pieds ont commencé à se « tordre ». Son pied (cela a commencé par le pied droit) avait une tendance à se porter en dedans. Elle faisait des faux pas, surtout lorsqu'elle était fatiguée. Ces faux pas étaient déterminés par une sorte de crampe, de contracture qui survenait brusquement dans la jambe.

État actuel. — L'enfant étant assise et les jambes tombantes, on constate que les pieds sont en *varus équin.*

Le pied est un peu tassé d'arrière en avant et la voûte plantaire exagérée. Le bord interne du pied est légèrement relevé. Les muscles des jambes forment des saillies normales.

La *marche* est un peu raide. Les pieds se déplacent, la pointe en dedans. Les *réflexes rotuliens* sont *exagérés*, surtout à droite. *Ébauche de trépidation spinale.* Rien du côté des membres supérieurs, de la face, de la colonne vertébrale et des muscles du tronc. Pas de troubles de la sensibilité, ni des sphincters. Pas de troubles des sens. *Intelligence absolument parfaite.*

La santé générale est bonne.

Obs. XXII (Personnelle).

Troubles de la marche chez la mère et chez l'enfant.

I. — Mme Tr..., 36 ans. Pas de renseignements sur ses parents. A eu de la difficulté pour marcher jusqu'à 10 ans. Ses jambes se dérobaient sous elle, surtout lorsqu'elle marchait longtemps ou voulait courir. Ses pieds étaient tournés en dedans; et on a dû lui faire des chaussures spéciales. Actuellement elle se fatigue très vite dès qu'elle marche longtemps. Les réflexes rotuliens sont forts, pas de trépidation spinale. La force musculaire est conservée. Elle a eu longtemps de l'incontinence nocturne d'urine. Elle est paresseuse pour les travaux de l'intelligence. Son mari est bien portant, elle a eu 4 enfants, 3 sont bien portants; l'aîné est celui que nous allons examiner.

II. — Charles Tr..., 13 ans, amené à la clinique le 2 décembre 1897. Né à terme, sans asphyxie. S'est mal développé dans les premières années de l'enfance. Premières dents à 13 mois. N'a marché qu'à 18 mois : jusqu'à cinq ans ne disait que papa et maman : incontinence nocturne d'urine jusqu'à l'âge de 11 ans. Actuellement, se plaint surtout de *troubles de la marche.* Dès son jeune âge il tombait dès qu'il essayait de courir; ses jambes se fatiguaient vite. Il lui arrive encore souvent de tomber. Il peut difficilement rester en équilibre dans la position accroupie.

Les *pieds* sont notablement déformés. Au pied gauche la face plantaire présente une concavité très exagérée ; le pied est comme tassé d'arrière en avant: les premières phalanges des orteils sont en extension, les dernières en flexion ; le poids du corps repose sur le bord externe du pied et la chaussure a dû être renforcée à ce niveau. Le pied droit présente les mêmes déformations, mais à un degré moindre. Les phalanges des orteils sont en extension. Le *réflexe* rotulien est fort à droite, nettement *exagéré à gauche.* Pas de clonus du pied. Les réflexes du membre supérieur sont normaux et égaux des deux côtés. Le

— 127 —

dynamomètre marque 15 à droite et 10 à gauche. Pas de troubles de la sensibilité ni des sphincters. L'enfant sait lire et écrire : il a un peu de mémoire, il
parle correctement mais il est plutôt arriéré. Il présente des signes de dégénérescence : prognathisme de la mâchoire inférieure, crête palatine, front bas, tête
en pain de sucre, testicules rudimentaires. Son caractère est doux et tranquille.

Obs. XXIII. — Leo Newmark. *American Journ. of the med. sciences*, 1893, nº 252. (Résumée.)

Deux enfants sont atteints : 1º une fille de 15 ans ; 2º un garçon de 5 ans, qui
offrent le tableau de la *paraplégie spastique :* démarche spasmodique ; exagération des réflexes, pas de tremblement des membres supérieurs ni nystagmus.
Chez tous deux avant qu'ils puissent courir on avait remarqué une raideur et
un embarras particulier des jambes.

L'affection semble donc remonter à la première enfance. Les réflexes des
quatre membres sont exagérés. Cette exagération des réflexes est également
évidente, chez la mère et chez une sœur de 17 ans qui sont d'ailleurs saines.
L'accouchement pour les deux malades a été de tout point normal.

La sœur de la mère a une fille de 15 ans (cousine des malades par conséquent) qui est atteinte d'une double hémiplégie spasmodique, dont le début
remonte à l'âge de 9 ans. Dès cette époque, on avait remarqué une raideur spéciale
des jambes ; maintenant encore les bras comme les jambes sont fléchis et présentent des mouvements choréiques. L'accouchement avait été très laborieux.
Trois autres enfants pour lesquels l'accouchement avait été également très
laborieux sont sains.

Obs. XXIV. — Leo Newmarck. *Eod. loco.* (Résumée.)

Le père et la mère sont bien portants. Ils ont eu 11 enfants dont 8 sont
encore vivants. 1º Un garçon de 16 ans, offre les déformations et les signes de
la *paraplégie spastique.* Il ne peut marcher qu'avec des béquilles. L'affection
a débuté à 14 ans. 2º Un garçon 14 ans. Début de l'affection à 7 ans et demi,
également atteint de *paraplégie spastique.* 3º Un garçon de 13 ans. Début de
l'affection à 9 ans. *Pied bot équin double.* Exagération des réflexes, trépidation
spinale. Aucun de ces trois malades ne présente de paralysie. 4º Une fille de
11 ans, réflexes exagérés. 5º Un garçon de 8 ans, réflexes exagérés ; muscles
de l'abdomen raides. 6º Fille de 6 ans marche mal ; réflexes exagérés. 7º Garçon de 3 ans, réflexes exagérés. 8º Garçon de 8 mois ; les réflexes existent.

Tous ces enfants sont venus à terme. Pour trois d'entre eux seulement,
l'accouchement a été laborieux. On ne note ni le nystagmus, ni aucun trouble
de la sensibilité ni des sphincters. Intelligence absolument normale.

Obs. XXV. — Pribram. *Neurol. Centrabl.*, 1895. (Résumée.)

Deux frères sont atteints depuis l'âge de 12 ans. Le plus jeune (22 ans) montre les signes de la *paralysie spinale spastique :* contracture musculaire, exagération des réflexes tendineux ; les pieds restent contre le sol pendant la marche, et sont en varus équin ; les jambes sont raides et le bassin en rotation, lordose lombaire.

Le plus âgé montre un *stade plus avancé* de la maladie :

Les symptômes spasmodiques sont moins accusés, mais on note un certain degré d'hypoesthésie, des grimaces pendant la parole qui est difficile et lente ; une sialorrhée abondante. Il a éprouvé de violentes douleurs lombaires et des céphalalgies.

Obs. XXVI. — U. Gabbi. *Il Policlinico*, 1896. (Analyse in *Rev. neurologique*, 1897, n° 2.)

L'auteur rapporte l'histoire de trois frères appartenant à une famille chargée d'une lourde tare héréditaire. A l'âge de 5 ans chacun des enfants commença à présenter des troubles de la marche : ils tombaient facilement parce qu'ils heurtaient un pied contre la jambe opposée. Ensuite le pied frappait sur le sol, et vers l'âge de 8 ans la marche se faisait sur la pointe du pied.

Dans la suite, on nota que, dans la marche, la jambe prenait un certain degré de flexion, que les genoux se heurtaient, que la pointe du pied était tournée en dedans et qu'il existait une ensellure lombaire. Les troubles atteignirent leur maximum vers l'âge de 13 ans, puis restèrent stationnaires.

Les symptômes objectifs aujourd'hui notés, peuvent être ainsi résumés : état de *rigidité spasmodique des membres inférieurs* qui ne se manifeste guère que dans la marche, laquelle a le type spastique, état de tonicité musculaire supérieur à la tonicité physiologique ; défaut appréciable de force musculaire ; réflexes rotuliens très exagérés. L'excitabilité électrique des nerfs et des muscles est augmentée, sans réaction de dégénérescence ou réaction myotonique. Aucun trouble trophique ou vaso-moteur. Deux des malades ont l'intelligence peu développée.

a. — Obs. XXVII. — Higier. *Deut. Zeit. f. Nervenh.*, 1896, vol. 9. (Analyse in *Revue neurologique*, 1897, n° 4.)

L'affection est identique chez les 4 sœurs. Pas d'antécédents héréditaires : ni syphilis, ni alcoolisme, ni aucune intoxication. Parmi les 8 enfants, un frère est mort de méningite. Les sept autres enfants sont des filles. L'aînée et les deux plus jeunes sont bien portantes.

Les 4 autres, âgées de 24, 20, 18 et 17 ans, sont atteintes de la même affection qui a débuté entre la septième et la douzième année, sans cause précise. L'aînée a eu la variole, 1 an et demi avant l'apparition de la maladie ; la deuxième a été atteinte d'une pneumonie, 5 ans avant le début de l'affection.

Le premier symptôme a été une sensation de faiblesse et de raideur dans les jambes pour aboutir à une *paraplégie spasmodique* avec contracture de la jambe dans la flexion. Le pied est en varus équin avec hyperextension du gros orteil et flexion plantaire des autres orteils, déformation qui existe chez toutes les sœurs. La marche est impossible. Il y a des troubles vaso-moteurs ; œdème, cyanose et quelques troubles trophiques. Les troubles des *membres supérieurs* sont apparus 3 ou 4 ans après le début. Ils consistent en faiblesse et tremblement des mains à l'occasion des mouvements intentionnels. Chez la sœur la plus âgée, il existe de l'atrophie musculaire localisée aux petits muscles de la main ; et une légère atrophie des muscles du bras, de l'épaule et de la cuisse. Le réflexe rotulien est exagéré : clonus du pied. On constate encore de la *bradylalie*, de la difficulté de la déglutition, du strabisme, une subluxation de la mâchoire inférieure, de *l'atrophie des nerfs optiques* avec diminution de l'acuité visuelle, rétrécissement du champ visuel, *nystagmus*. Enfin *troubles intellectuels*. Rien du côté de la sensibilité et des sphincters. Dans tous les cas, l'accouchement avait été normal.

D. — OBS. XXVIII (Personnelle).

(Observation recueillie dans le service de M. GILLES DE LA TOURETTE.)

Mlle Juliette C..., 26 ans, domestique : entrée en février 1898 à l'hôpital Saint-Antoine.

Antécédents héréditaires. — Le grand-père maternel est mort il y a dix-huit ans à l'âge de 78 ans. Dans les dernières années de sa vie, il présentait une paralysie des deux jambes qui étaient raides : il ne pouvait plus marcher. présentait également des troubles de la parole qui était devenue inintelligible. Un de ses frères aurait été également atteint de la même affection. Ce frère est mort vers 70 ans et présentait depuis vingt ans environ les mêmes symptômes. La grand'mère maternelle est morte âgée, d'une tumeur abdominale.

Les grands-parents paternels sont morts à un âge avancé, sans avoir rien présenté du côté du système nerveux.

Le père a 52 ans : il a été longtemps facteur rural : c'est dire qu'il marchait bien : c'est un homme vigoureux et absolument sain.

La mère est morte, il y a quatre ans, à l'âge de 44 ans. Jusqu'à l'âge de 30 ans elle avait toujours été bien portante quoique très nerveuse ; mais depuis cette époque, la marche était devenue difficile, chancelante, puis les jambes étaient devenues raides et la marche impossible. Sa fille se rappelle très bien avoir vu un médecin examiner sa mère et constater l'exagération des réflexes rotuliens. Plus tard la malade dut garder complètement le lit, la station assise étant devenue impossible. Les membres supérieurs furent également atteints de raideur à un certain moment et présentaient un tremblement très marqué, surtout lorsque la malade voulait boire.

Dans les derniers temps, elle ne pouvait plus du tout se servir de ses bras. La parole était devenue presque inintelligible. Jamais il n'y avait eu de douleurs ou de troubles des sphincters. Elle présenta aussi des troubles très marqués de la déglutition. Elle mourut d'une affection pulmonaire aiguë probablement consécutive à ces troubles. La fille, qui nous donne ces détails, a suivi la maladie de sa mère alors qu'elle-même commençait à être atteinte et nous dit que sa mère était la « copie » de l'état qu'elle présente. Ces renseignements nous ont été confirmés par le père de notre malade, qui nous affirme que cette maladie héréditaire se transmet avec les mêmes caractères. Il ajoute que dans le village qu'il habite dans le département de l'Indre plusieurs familles présentent des maladies héréditaires plus ou moins analogues. Dans ces familles, pas plus que dans la sienne, il n'y a consanguinité à aucun degré, des parents. Une sœur de la mère, âgée de 52 ans est atteinte de la même maladie.

L'on ne relève chez les parents ni alcoolisme ni syphilis. La femme n'a jamais fait de fausse couche. Elle a eu 7 enfants : 1° une fille de 30 ans qui présente depuis peu de temps quelques troubles de la marche. C'est notre deuxième malade; 2° une fille morte à 1 an et demi ; 3° une fille de 26 ans; 4° un fils de 24 ans; 5° une fille de 22 ans; 6° une fille de 20 ans; 7° une fille de 15 ans. Les quatre derniers enfants sont sains. Toutes les grossesses ont été normales; Les enfants sont venus à terme sans incident.

I. — *Antécédents personnels.* — Juliette C... a marché un peu tardivement vers 18 mois. Elle a fait ses dents normalement. Elle a été réglée à 15 ans, Ses règles sont régulières. Elle n'a jamais fait d'autres maladies qu'une rougeole bénigne à 12 ans. La maladie actuelle a débuté vers 18 ans (il y a donc 8 ans) sans cause occasionnelle. Tout d'abord la malade s'est aperçue que de temps en temps ses jambes sursautaient lorsque le pied touchait à terre : puis elle éprouvait fréquemment dans les jambes des faiblesses qui occasionnaient des chutes. Peu à peu la marche devint plus difficile, hésitante et même *ébrieuse*. La malade nous affirme qu'il lui arriva souvent à cette époque d'être accusée d'ivresse ; elle était sujette à des *vertiges* et il lui semblait qu'elle tournait sur elle-même.

Peu à peu ses jambes devinrent plus raides et la malade dut s'aider d'un bâton. Les pieds avaient tendance à se tourner en dedans et la chaussure était usée sur le bord externe. Depuis quatre ans les membres supérieurs sont devenus raides et maladroits : depuis la même époque la parole est gênée. Jamais la malade n'a éprouvé de douleur, sauf une sensation de fatigue et de raideur dans les jambes. Jamais elle n'a eu de troubles des sphincters. L'intelligence a toujours été normale.

État actuel (février 1898). — Femme de taille normale, bien proportionnée.

La physionomie paraît plus vieille que l'âge réel. Pas d'asymétrie faciale. Les dents sont saines. Aucun signe de syphilis héréditaire ou acquise.

Lorsqu'on examine la malade couchée, on ne constate aucune déformation du côté des membres inférieurs. Les masses musculaires forment leur relief normal. Les pieds ont tendance à se mettre en *varus équin* et la voussure plantaire est légèrement exagérée. Les extrémités inférieures sont froides et cyanosées : sudation exagérée des pieds. Les mouvements passifs imprimés aux membres inférieurs rencontrent une certaine résistance ; il existe un état de contracture manifeste. Les mouvements actifs sont tous possibles et la force musculaire est conservée. On ne constate pas d'incoordination ni d'ataxie statique. Les *réflexes rotuliens sont très exagérés*. La *trépidation spinale* est des plus nettes des deux côtés.

La malade ne peut marcher seule, elle est obligée de s'appuyer sur quelqu'un ; la *démarche* est *spasmodique* et aussi *titubante*. Dans la marche les pieds s'élèvent brusquement au-dessus du sol, pour retomber lourdement à terre. Le tronc est rejeté en arrière, les reins fortement cambrés. Dans la station debout, la malade ne peut conserver son équilibre : elle oscille continuellement sur elle-même. Il n'y a pas de signe de Romberg à proprement parler.

Aux *membres supérieurs* la force musculaire est conservée : il n'y a pas de tremblement intentionnel, mais un certain degré de raideur. Le bras droit présente une grande maladresse et une brusquerie des mouvements volontaires. C'est ainsi que la malade ne peut se verser à boire sans renverser le liquide. Elle ne peut ni coudre ni écrire facilement ; cependant l'écriture n'est pas tremblée : elle est très lisible. Les réflexes sont un peu exagérés. Rien du côté des muscles du cou.

La figure est par moments grimaçante. La *parole* est *presqu'inintelligible* : elle n'est pas scandée, mais plutôt précipitée, explosive. Pas de tremblement de la langue. Il existe quelques *troubles de déglutition*. La malade doit boire à petites gorgées et « s'étrangle » assez fréquemment. Jamais les liquides ne reviennent par le nez.

Rien du côté du goût, de l'ouïe et de l'odorat. La vue est bonne. On note quelques *secousses nystagmiformes* dans le sens horizontal. Les réflexes pupillaires sont normaux. Les mouvements des yeux se font normalement. L'examen ophtalmoscopique fait par notre collègue et ami Druault n'a permis de constater aucune lésion du fond de l'œil.

Aucun trouble de la sensibilité au tact, à la piqûre, à la chaleur. Le sens musculaire est conservé. Les réflexes cutanés sont un peu diminués. La malade se plaint seulement de vagues douleurs lombaires. Les sphincters fonctionnent tout à fait bien.

L'intelligence est intacte : la mémoire parfaitement conservée.

II. — Sa sœur aînée, âgée de 30 ans, a toujours été bien portante. Il y a un an et demi, elle a souffert d'une métrite qui a nécessité un curettage. Depuis un an elle s'est aperçue que la marche était gênée ; elle sent qu'elle « ne met plus son pied là où elle veut ». Elle a été examinée à l'âge de 18 ans par un médecin qui déjà, en lui fermant les yeux, aurait constaté quelques troubles de la marche.

Actuellement la marche est à peu près normale ; cependant, si elle se fatigue, ou bien encore à la fin de la journée elle *marche de travers*. Elle ne peut marcher droit en fermant les yeux. Pas d'incoordination des membres inférieurs pour les mouvements volontaires. Pas d'ataxie statique. La force musculaire est conservée. Les pieds ont une tendance manifeste à se mettre en *varus équin*. Sudation exagérée des pieds. Les réflexes *rotuliens* sont très *exagérés* surtout du côté gauche.

Trépidation spinale très nette à gauche, ébauchée à droite. Rien du côté des membres supérieurs. Pas de troubles de la vue. La parole est normale ainsi que l'intelligence. Rien du côté des sphincters. Sensibilité normale.

OBS. XXIX. — **PAULY** et **BONNE**. *Revue de médecine*, 10 mars 1897.
(Résumée.)

Une enquête attentive poussée jusqu'au bisaïeul du côté paternel et jusqu'aux aïeux du côté maternel, n'a permis de découvrir aucune tare nerveuse ou autre. Les parents mariés depuis 30 ans ne sont pas consanguins. Ils sont vigoureux. Ni syphilis, ni alcoolisme. Ils ont eu plusieurs enfants : 1° Auguste R..., 26 ans, un des malades ; 2° Louis, mort à 4 mois de la rougeole ; 3° Maurice, le second malade ; 4° une fille morte à 10 mois de la petite vérole ; 5° une fille âgée de 20 ans qui ne présente aucun symptôme morbide ; 6° une fille de 18 ans, bien portante ; 7° un garçon mort à 3 ans de la rougeole ; 8° et 9°, deux filles de 14 et 11 ans bien portantes ; 10° un garçon de 10 ans qui est le troisième malade.

Les accouchements ont été normaux, sauf celui du deuxième malade qui a été laborieux, mais n'a pas nécessité l'emploi du forceps.

I. — Auguste R..., 26 ans. Jamais de convulsions. A 16 ans commence à marcher les jambes écartées, les genoux en adduction, les pieds en dedans. En 1888 la démarche devient titubante : il tombe souvent : on le traitait d'ivrogne. A 18 ans on voit apparaître les troubles du côté des membres supérieurs, le nystagmus et la diminution de l'acuité visuelle.

Actuellement. — Pas d'asymétrie faciale. L'index est aussi long que l'annulaire à la main gauche. Pas de tremblement de la tête au repos. Pas de strabisme. Nystagmus horizontal, acuité visuelle diminuée, atrophie papillaire double, pupilles dilatées, paresseuses à l'accommodation et à la lumière. La parole est lente, monotone, non scandée. La force musculaire des membres supérieurs est intacte. Le réflexe olécrânien est exagéré à gauche. Il y a un peu de tremblement intentionnel. Les membres inférieurs sont en adduction, les fémurs en rotation interne et les tibias dirigeant les deux talons en dehors. Les genoux sont fortement accolés l'un contre l'autre, et cette attitude empêche la recherche des réflexes et du clonus.

Le malade ne peut marcher qu'en s'accrochant aux barreaux du lit. Les pieds en varus équin, ne quittent pas le sol. Pas de signe de Romberg. Les deux mollets sont atrophiés. Aucun trouble de sensibilité. Intelligence au-dessous de la moyenne. A uriné tard au lit.

II. — Maurice R..., 23 ans. Rougeole à 4 ans. Intelligence normale. Début des accidents à 15 ans : troubles de la marche, de la parole et tremblement volontaire. Les jambes fléchissaient pendant la marche mais pas de titubation. Les troubles oculaires sont de date récente.

Les troubles de la parole très accentués. La parole est parfois incompréhensible.

Actuellement. — Léger strabisme bilatéral, nystagmus, atrophie papillaire. Rien aux membres supérieurs. État spastique des membres inférieurs. Les réflexes rotuliens sont exagérés. Clonus du pied. Les mollets sont atrophiés. La titubation est devenue évidente dans la marche qui est devenue très gênée. Pas de troubles de la sensibilité.

III. — Garçon, 10 ans. A 8 ans on nota le nystagmus ; puis la démarche devint paresseuse. Il n'a jamais eu de titubation. La marche est devenue progressivement spastique. Chutes fréquentes.

Actuellement. — Léger strabisme interne de l'œil gauche. Nystagmus horizontal, non constant. Pas d'atrophie papillaire. Parole lente, monotone, à peine scandée. Pas de tremblement de la tête. Tremblement oscillatoire des membres supérieurs pour les mouvements exigeant un peu d'attention. Force musculaire normale. Les cuisses sont fléchies sur le bassin et les jambes sur les cuisses. Pieds en varus équin. Les genoux opposent une grande résistance à l'extension complète. L'enfant ne peut marcher qu'étant soutenu. Réflexes exagérés. Clonus du pied. Aucun trouble de sensibilité.

TABLE DES MATIÈRES

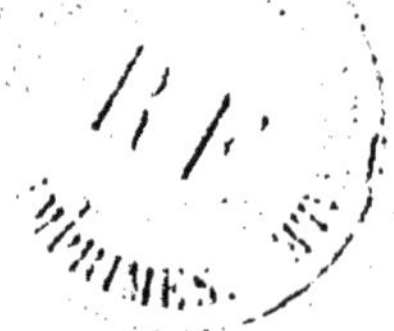

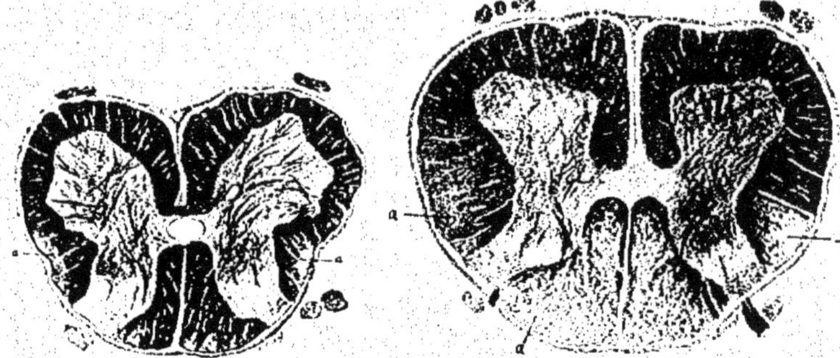

FIG. 1. — IVe sacrée.

FIG. 2. — IIIe lombaire.

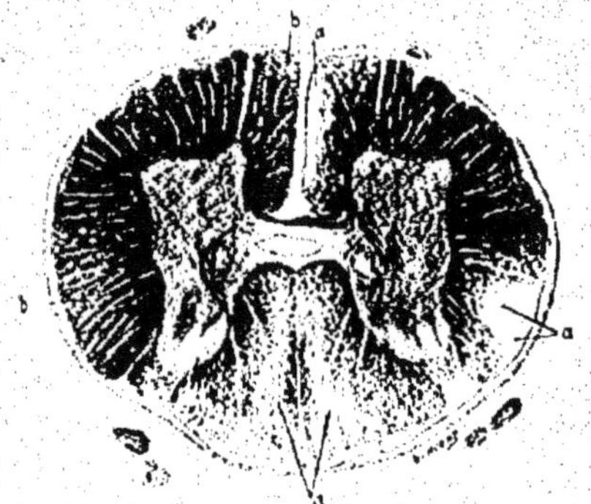

FIG. 3. — Ire lombaire.

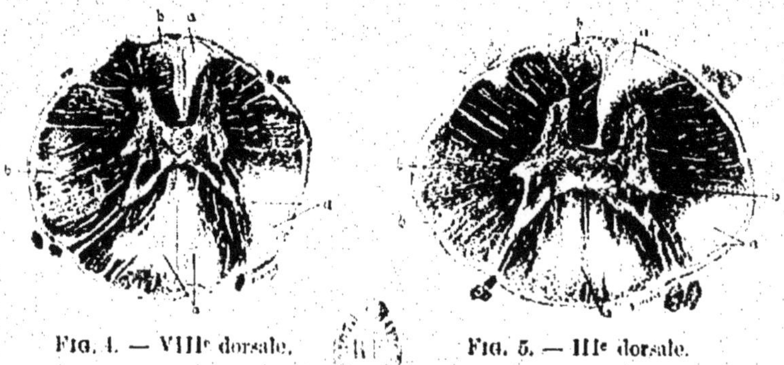

FIG. 4. — VIIIe dorsale.

FIG. 5. — IIIe dorsale.

a) Scléroses fasciculées. — *b)* Scléroses nodulaires.

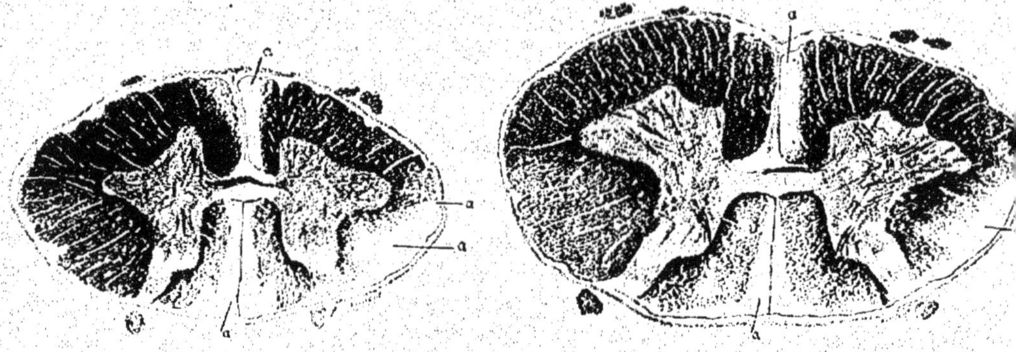

FIG. 6. — VIIe cervicale.

FIG. 7. — VIe cervicale.

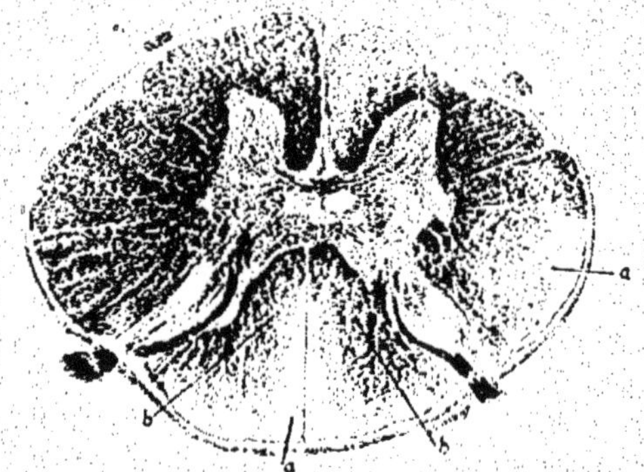

FIG. 8. — Ire cervicale.

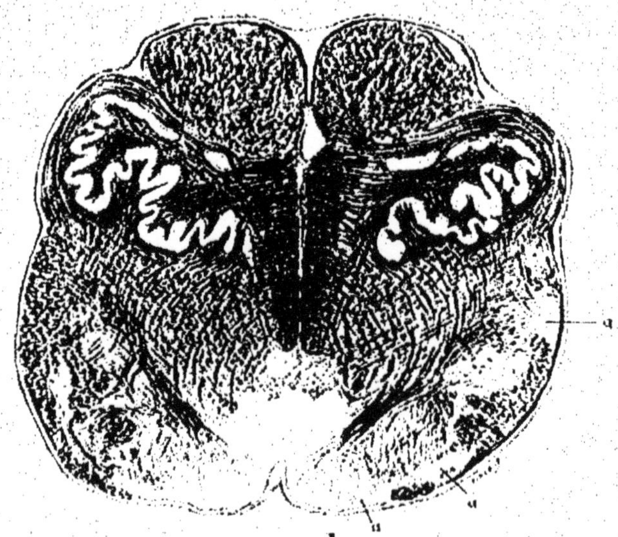

FIG. 9. — Bulbe.

a) Scléroses fasciculées. — *b*) Scléroses nodulaires.

www.ingramcontent.com/pod-product-compliance
Ingram Content Group UK Ltd.
Pitfield, Milton Keynes, MK11 3LW, UK
UKHW022235120726
13694UKWH00002B/839